Tc 7

T. XN. 1640

LA PHILOSOPHIE
DE
LA FOLIE
OU
ESSAI PHILOSOPHIQUE SUR LE TRAITEMENT DES PERSONNES ATTAQUÉES DE FOLIE.

Par M. JOSEPH DAQUIN, *Docteur en Médecine de la Royale Université de Turin, Médecin de l'Hôpital des Fous & de l'Hôtel-Dieu de Chambery, Membre de l'Académie des Sciences, Belles-Lettres & Arts de Lyon, de la Société d'Agriculture de Turin & Correspondant de la Société de Médecine de Paris.*

Morbi igitur ab animi pathemate pendentes, blandè ac leniter tractandi sunt: à nimiâ remediorum copiâ & vehementiâ quàm maximè abstinendum.
BAGLIVI Praxeos Medicæ, *Lib. I. Cap. XIV.*

À PARIS;

Chez NÉE DE LA ROCHELLE, Libraire, Rue du Hurepoix près du Pont St. Michel N°. 13.

1792.

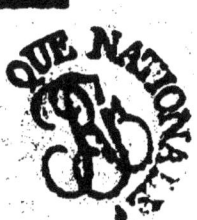

A L'HUMANITÉ.

Humanité, mot sacré, expression consolante, dont le sentiment devroit être dans tous les cœurs ! C'est à toi à qui s'adresse cet écrit ; c'est pour les hommes chez qui réside cette sensibilité sympathisante aux maux d'autrui, qu'il est composé. Que ceux à qui cette vertu est étrangère, que les égoïstes sur-tout s'épargnent la peine de le lire ; il n'est pas fait pour eux ! Mais, vous, ames honnêtes & compatissantes qui vous tourmentez sans cesse des peines des autres & du besoin de les adoucir ! Agréez de ma part ce tribut digne de votre grande ame ? Je vous l'offre avec assurance, parce que c'est le tableau du plus grand mal de la vie, & parce que la bienveillance en est *le plus grand remède. Que l'humanité, cette vertu bienfaisante, vous enflamme d'un noble & généreux enthousiasme pour soulager les malheureux dont je retrace ici la peinture ? Ces êtres dont la raison est égarée, je les ai étudié de près, & ils m'ont vivement intéressés. C'est d'après cette étude & cet intérêt que je me suis enhardi à vous en faire hommage. Reçois-le donc ? O Humanité ! Recevez-le vous tous qui vous plaisez à la pratiquer, comme un témoignage du zèle avec lequel je m'y suis à jamais dévoué.*

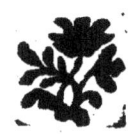

AVANT-PROPOS.

Le titre de cet ouvrage paroîtra peut-être singulier ; on trouvera sans doute ridicule d'allier le mot qui désigne l'*amour de la sagesse* avec celui *de la folie* ; une telle contradiction, j'en conviens, semble même d'abord assez frappante. Mais si le lecteur, avant de porter son jugement, daigne se dépouiller de la prévention que peuvent faire naître ces expressions discordantes ; s'il veut méditer mes raisons, s'il veut les peser à la balance de l'équité ; alors il verra que je n'ai pas si grand tort ; alors il sera forcé d'avouer qu'il existe aussi réellement une *philosophie de la folie* qu'une philosophie de tout autre objet, & que j'ai pu, que j'ai dû même parler de philosophie, comme le seul secours peut-être à apporter dans le traitement de la folie. La critique peut élever sa voix contre ce que je propose ; je la respecterai si elle est honnête & décente ; je l'écouterai & me conformerai volontiers à ses avis, si elle est judicieuse & sur-tout si elle ne se ressent pas de la maladie dont il est ici question. Sans doute j'ai pu me tromper dans le cours de ma vie ; on verra que je l'avoue avec franchise ; je rougirois même si je le taisois. Et qui pourroit se flater de ne pas faillir ? L'étude, moyen seul & assuré de découvrir la vérité, n'a-t-elle pas souvent entraîné dans l'erreur celui qui la cherchoit avec ardeur, avec courage & de bonne foi. Du moins ce qui me tranquillise, c'est que la mienne ne prend pas sa source dans mon cœur, elle ne tient qu'à mon esprit.

Le sujet que j'ai entrepris de traiter, m'a semblé des plus intéressans, la perte de la raison, la dégradation involontaire de cette belle qualité de notre ame, de celle qui en constitue l'essence, & nous distingue si supérieurement de tous les autres êtres organisés. En effet, quel malheur accablant, & comment être homme & ne pas s'intéresser à la privation de ce qui lui donne ce rang éminent dans l'univers? J'oserois même prononcer que celui qui voit un fou sans être touché de son état, ou qui s'en fait un amusement, est un monstre moral. C'est cet état qui m'a profondément attristé; c'est cet état qui ne tenant ni de l'homme ni de la brute, mais qu'il est & sera toujours fort difficile de définir, m'a mis la plume à la main. J'ai tâché de faire voir que si dans cette cruelle affliction on ne peut pas toujours guérir par les agens physiques sans cependant les abandonner tout-à-fait, on peut au moins pallier, soulager & quelquefois réussir à la détruire par les ressources morales, je veux dire en apportant dans les soins qu'on leur donne, beaucoup d'humanité, & ce mot comprend sans doute bien plus de choses qu'on ne sauroit l'imaginer ; car, selon moi, il veut dire ici beaucoup de sagesse. Parmi le nombre des malheureux frappés de folie & soumis à mes soins depuis quatre ans, certainement je n'ai pas toujours réussi, quelques moyens que j'aie employés ; mais au moins j'ai la douce satisfaction de n'avoir jamais aigri leurs maux, & si j'ai manqué de talens, je n'ai manqué ni de bonne volonté, ni de persévérance à chercher à leur être utile ; je suis toujours entré dans leurs tristes réduits, sans crainte, souvent tout seul, & sans imaginer même qu'étant presque toujours méchans & insidieux, ils pouvoient attenter à ma vie, tant étoit forte chez moi l'idée qu'allant pour les consoler, ils n'auroient pas même dans leurs accès, celle de vouloir exercer sur moi leurs fureurs & leur désespoir : je puis même assurer avec la plus grande vérité, qu'aucun d'eux d'eux n'a feulement jamais pris des travers contre moi, quoiqu'on fache qu'il eft affez ordinaire que les fous en prennent communément contre quelques-uns de ceux qui vont les vifiter ou qui font employés à leur fervice.

J'ai fouvent réfléchi fur l'état des maifons qui font deftinées aux fous, & j'ai cru appercevoir qu'il s'en falloit de beaucoup que l'adminiftration Medico-économique qui y eft en ufage, fût propre à remplir le but propofé, c'eft-à-dire, la guérifon ou tout au moins le foulagement de cette forte de malades ; elle devroit être fondée fur une économie fage, prévoyante, active & falubre, mais cependant point affez parcimonieufe de peur qu'en accroiffant les revenus de la maifon, elle ne contribuât en même tems à augmenter les maux phyfiques de ces malheureux. Je ne voudrois pas, par exemple, que la nourriture des fous fût abfolument bien recherchée ; je fens même que dans un hôpital de cette nature, il eſt impoſſible de ſatisfaire tous les goûts & tous les caprices: les uns ne veulent ſouvent que du pain, les autres n'aiment que la ſoupe; quelques-uns déſireroient un peu de vin, d'autres le refuſent conſtamment, mais au moins il ſeroit convenable que l'adminiſtration veillât ſur ce qu'on leur donne en général & s'aſſurât ſi les alimens, quoiqu'apprêtés en grand, le ſont aſſez bien & ſur-tout avec cette propreté ſi eſſentielle à la ſanté & que l'on rencontre rarement dans les hoſpices de charité ; ſi la nourriture eſt communément & paſſablement choiſie, & particuliérement ſi le pain qui en fait la baſe eſt de bonne qualité; ſi le vin, quoique diſtribué en petite quantité, n'a contracté aucune eſpèce d'altération, & ſur-tout ſi les vaſes quelconques deſtinés à leur uſage, ſont maintenus dans une propreté convenable. Un des articles le plus important au bien-être des fous, & sur lequel on porte une indifférence bien blamable, est la construction & l'emplacement des loges où ils sont renfermés. Presque par-tout, hormis en Angleterre (*a*), ce sont de vrais cahots, où à peine la lumière du jour pénétre, où regne un méphitisme continuel, parce que l'air n'y a pas un libre accès, & parce que ce fluide si bienfaisant, lorsqu'il est renouvellé à propos, ne peut y acquerir cette qualité si nécessaire à sa salubrité. Ces réduits sont presque partout situés au rez de chaussée; leur sous pied est pavé en cadettes, & on s'apperçoit très-sensiblement, quand on y entre, d'une humidité fétide qui augmente encore par la puanteur de leurs excrémens. Ah! Quelle satisfac-

---

(*a*) Il y a à Londres l'Hôpital de Bethléem où les fous sont traités avec toute l'humanité & tous les soins imaginables; & à Manchester on en a bâti un depuis peu, où, d'après le compte qui en a été rendu, les succès ont été étonnans.

tion consolante & bien douce doivent éprouver les ames sensibles, en visitant les maisons des insensés, lorsqu'elles peuvent appercevoir que le poids des misères humaines y est allégé par les secours d'un hospice, pour ainsi dire, amical & dans lequel il est difficile de désirer que les avantages en tout genre puissent acquérir plus d'étendue. Mais, hélas ! La vérité me force d'avouer qu'on est encore bien éloigné de rendre ces établissemens aussi parfaits qu'ils pourroient le devenir. Et pourquoi craindrois-je de le dire ? La vérité qui est sacrée pour tous, ne doit-elle pas l'être davantage, lorsqu'il s'agit d'un objet aussi conséquent. Que m'importe d'ailleurs de heurter l'amour-propre des hommes & de blesser leur orgueil ? Je me rends compte à moi-même, je tourne & retourne les feuillets de l'histoire de la Médecine, de celle des siécles ; je n'y trouve rien de satisfaisant. Je prête une oreille docile & humaine aux cris de ces malheureux ; j'interroge l'ordre moral & physique, & nulle part je ne vois qu'on se soit intéressé au sort de cette espèce d'infortunés (*b*). Combien cependant qui, privés de la raison, offrent à leurs semblables un spectacle bien humiliant ! Combien donc les travaux & la misère, souvent la source de cette funeste maladie, commencent avant le jour & se prolongent bien avant dans la nuit ? Ah ! Vous riches & égoïstes, tandis que vous prodiguez le trésor d'une santé précieuse, songez-vous à ce grand nombre d'infortunés qui, abbatus par les maladies ou couverts d'ulcères souvent hideux même à celui qui les porte, sont entassés dans les hôpitaux, où l'attente de leur guérison se convertit souvent en

―――――――――――――――――

(*b*) Il faut cependant rendre justice à l'ordre hospitalier de Malte : il existe dans cette Ile un Hôpital dont la fondation se trouve être la seule, peut-être, sur la terre qui embrasse l'humanité dans le système d'une bienveillance universelle.

un désespoir cruel, si ce n'est en une mort lente & douloureuse.

Mais auroit-on donc négligé les hospices destinés particuliérement aux insensés, parce qu'on guérit rarement ces malades ; parce qu'il y a souvent du danger à les approcher & presque toujours du dégout à les soigner ; parce qu'enfin le préjugé, où l'on est que les fous ne sont plus propres à rien, quand même ils viendroient à recouvrer leur raison, nous fait sans doute contracter une indifférence absolue sur leur sort & une habitude devenue presque générale de les regarder comme des êtres entiérement ignorés & totalement séparés du reste des hommes? De semblables motifs doivent, ce me semble, être au contraire une raison bien forte pour leur tendre une main compatissante ; car plus ils sont, pour ainsi dire, le rebut de l'espèce humaine, plus ils sont dignes d'une pitié vigilante & recherchée. On a élevé à grand frais des bâtimens somptueux, vastes & commodes pour ces hommes courageux dont les membres ont été mutilés en défendant la patrie ; à Dieu ne plaise que je voulusse blamer de pareils établissemens, cette espèce d'infortunés qui bien souvent ne jouissent plus de la vie que dans une portion de leur corps, mérite, sans doute, tous les soins & tous les égards dus à leur bravoure & à leur intrépidité ; mais les insensés, ces êtres qui, le plus souvent, ne se doutent pas même de leur existence, dont la plûpart ne songent pas seulement aux besoins d'une subsistance journalière, ou qui sont absolument incapables de se procurer les objets de première necessité, ces êtres, dis-je, n'ont-ils pas aussi le droit d'exiger de la société, des commodités & des attentions scrupuleuses qui suppléent le défaut de leur raison & l'aliénation de leur esprit ? Tout au moins devroit-on les soigner aussi bien que ces animaux rares, particuliers, mais inutiles, que l'on rassemble & que l'on entretient, à la honte de l'humanité, dans des ménageries, où rien ne leur manque de tout ce qui peut faire jouir long-tems du plaisir insipide de les contempler. Mais je m'arrête ; contentons-nous de gémir sur les inconséquences des hommes ; ce n'est pas ma tâche d'en crayonner le tableau, je dois me borner à tracer celui de cette triste & désolante *maladie* qu'en général on appelle *folie*.

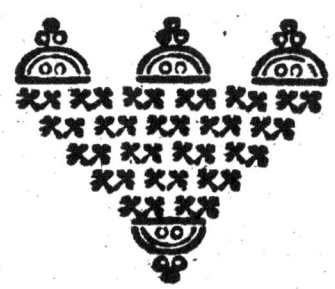

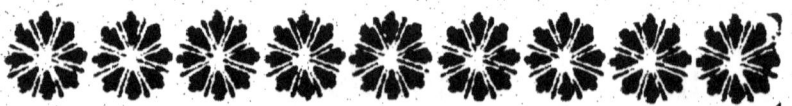

LA PHILOSOPHIE
DE
LA FOLIE.

Quelle affligeante entreprise que celle de descendre dans des cachots pour y observer & décrire l'économie animale désorganisée ! Quelle triste science que celle où l'individu qui en fait son étude, est obligé d'examiner d'autres individus de même nature que lui, mais qui cependant, n'étant pas lui paroissent être dans un état intermédiaire entre l'homme & la brute, je veux dire, celui *de folie* ! La médecine est précisément cette science, dont les vues tendant toujours au soulagement des maux qui sans cesse nous assaillent, ne sont malheureusement pas toujours remplies ; & si la profession du médecin est pénible en tout point, combien ne le devient-elle pas davantage, lorsqu'il est obligé de visiter des hommes dont les fonctions intellectuelles sont décomposées ; lorsqu'il faut déraisonner, pour ainsi dire, avec eux, écouter tout ce que l'esprit humain peut enfanter de plus extraordinaire, & surtout lorsqu'il s'agit de les soigner, de trouver des moyens, sinon pour les guérir entiérement, du moins pour les soulager ou adoucir leur sort bien moins à plaindre peut-être qu'on ne croit, parce que n'ayant pas le véritable, le juste sentiment de ce qu'ils font, ils deviennent par conséquent incapables de réfléchir fur leur état & d'apprécier toute l'étendue de l'infortune dans laquelle ils font plongés ?

Quel fujet de méditations pour le philofophe & fur-tout pour le philofophe médecin ! Voir l'homme ainfi dégradé dans la plus belle & la plus noble partie de lui-même, fouvent fans être capable de recevoir la moindre impreffion de la parole, fans craindre celle de l'intempérie des faifons, bravant les menaces, infenfible aux cruautés que trop fouvent l'on exerce fur lui, & fouvent auffi ne donnant pas le plus petit figne de douleur aux coups dont il eft frappé, ni aux châtimens qu'on lui inflige, enfin n'ayant pas même, à ce qu'il paroît, l'idée de fa propre exiftence. Telle eft en racourci la peinture fidèle & malheureufement trop vraie de la fituation des fous, de ces hommes ifolés, abandonnés de toute la nature, que l'on fuit, que l'on eft obligé de fermer dans des cachots comme des bêtes feroces, & que la curiofité, malgré la crainte qu'ils infpirent, nous pouffe fouvent à aller voir comme celles que l'on tient dans des ménageries.

Venez donc, hommes fiers & orgueilleux qui méprifez vos femblables, entrez avec moi dans ces réduits horribles & vous apprendrez où peut aller finir toute votre morgue infolente ? Venez, vous ambitieux, qui courez aux honneurs & à la domination ? je vous y montrerai un de vos femblables, qui naguères fuivoit votre même carrière, & vous verrez à quel état l'a réduit fa paffion démefurée. Entrez, favans & vous hommes de génie & de lettres ? Venez obferver ce qu'eft devenu l'organe qui produifoit autrefois des chefs-d'œuvres, & voyez ce qu'il produit maintenant ? Comparez l'état de ce cerveau qui dans un tems enfantoit des ouvrages admirés de tout l'univers, & qui aujourd'hui est incapable de mettre aucune liaison dans ses idées, chez qui elles n'ont aucun rapport entr'elles, & dont les combinaisons extravagantes ne forment plus que des résultats qui leur sont analogues ? Comparez, dis-je, l'état de cet organe avec celui de Newton, de Leibnitz, de Jean-Jacques, avec le vôtre même, & gemissez d'une pareille subversion dans l'ordre naturel ? Et vous, hommes sensibles, dont le cœur tendre s'enflamme avec vivacité & se laisse facilement aller aux charmes d'un objet séduisant, pénétrez dans ces retraites obscures & vous serez témoins de tout le désordre qu'à causé dans cette jeune personne la passion, à la vérité, de toute la nature, mais en même tems la plus fougueuse que je connoisse ? Voyez la nudité de tout son corps & la mal-propreté dans laquelle elle aime à le tenir ? Ecoutez les propos indécens qu'elle tient, les paroles du plus affreux débauché qu'elle profère, tandis qu'autrefois, douée de ce bel apanage de son sexe, la pudeur, elle auroit rougi jusqu'au blanc des yeux, d'un mot qui eut pû donner prise à l'interprétation la plus douteuse ? Venez enfin fanatiques & superstitieux, qui envisagez la réligion sous un aspect bien différent de ce qu'elle est & qui la faites voir aux autres par vos yeux ; venez y contempler ce malheureux, qui né avec un caractère doux & bienfaisant, est tout-à-coup devenu un forcené, parce qu'ayant douté, un instant, de l'étendue de la miséricorde divine, il s'est imaginé qu'il ne pourroit jamais en obtenir le pardon de ses erreurs ? N'êtes-vous pas effrayé des attitudes terribles & menaçantes de son corps, des blasphêmes exécrables qu'il vomit contre l'univers entier & sur-tout contre les ministres du dieu de paix ? Ces cris affreux qu'il pousse, ces convulsions dont son corps est agité, cet état de désespoir qui lui donne la force de briser tout ce qui tombe sous sa main & d'abattre les murs qui le séparent du reste des hommes, ne sont-ils pas suffisans pour vous inspirer de l'effroi & de la compassion ?

Après un semblable tableau sans doute bien humiliant, cette foule de passions qui font le tourment de la plupart des hommes & qui les jetent ordinairement dans cet état funeste, n'a plus qu'à se taire pour toujours : cette peinture devroit leur servir de préservatif & leur inspirer une salutaire frayeur, afin d'éviter de tomber dans cet abîme de dégradation. Je n'ai cependant décrit que le plus petit nombre des espèces de démences & même les plus communes dont les hommes soient attaqués, mais elles n'en sont pas moins les plus affreuses & celles qui inspirent le plus de compassion. Combien de nuances, combien de degrés entre celles même dont je viens de faire la peinture ? Combien d'individus qui, sans avoir les accès convulsifs de la colère & les élans de la fureur, annoncent des aliénations qui les mettent hors de la société ? Combien de folies tranquilles &, pour ainsi dire, douces ; combien de folies muettes & silencieuses, incapables à la vérité de troubler l'ordre social, mais incapables en même tems d'en remplir les devoirs ? Quelle variété même n'observe-t-on pas, parmi celles qui sont froides & tristes ; & quelle différence encore toute contraire entre celles qui sont gaies &, (qu'on me pardonne l'expression) folles, ou qui paroissent n'avoir qu'un seul objet en vue, & qui vous excitent autant au rire qu'à la pitié.

Je me propose seulement, dans cet ouvrage, de parcourir légérement tous ces différens genres de folie ; je ne pourrois pas promettre de les analyser à fond, il faudroit plus de talens que je n'en ai, & plus de tems que ne m'en laisse la pratique de la médecine. On auroit aussi besoin d'un plus grand nombre d'observations, elles tiendroient lieu d'autant de données d'après lesquelles on partiroit pour tirer des conséquences qui pussent devenir avantageuses à ces sortes de malades. On manque de détails anatomiques relativement aux ouvertures des cadavres des fous, & l'on peut dire à la honte, non pas de l'art, mais bien des artistes, que ces détails ont été infiniment négligés. Peu d'auteurs même se sont attachés à l'observation des fous, encore moins à leur traitement ; soit par la crainte qu'ils inspirent, soit par le dégoût qu'entrainent avec lui les soins qu'on doit leur donner, soit peut-être par le trop funeste préjugé où est le plus grand nombre & le commun des médecins qui regardant cette maladie comme presque incurable, ont pensé, que dès qu'un homme a donné des signes de démence, il faut aussitôt le fermer parce qu'il peut nuire à ses semblables, ou parce qu'il ne peut leur être bon à rien. Il y en a même qui, pour traiter cette maladie, ont une routine qu'ils employent presque dans tous les cas, & lorsqu'ils ont épuisé toute leur science sur eux, qu'ils les ont également rebuté par la quantité de leurs remèdes, comme par ceux qu'ils ont donné à contre-sens ; lassés à la fin autant que les malades, ils les abandonnent à leur triste sort, jusqu'à ce qu'il plaise à la providence d'en décharger le globe ; bien souvent même la multiplicité des remèdes, qui ne donne pas le tems à la nature de se reconnoître & de réunir ses forces pour se débarasser, les fait passer d'un degré de cette maladie à un autre beaucoup plus fâcheux, & dans lequel, ne pouvant plus ressentir l'action des secours bienfaisans que leur administreroit une main sage, prudente & humaine, ils ne sont plus susceptibles d'aucune espèce de guérison.

J'ai fouillé dans plusieurs auteurs, afin de m'assurer si j'y découvrirois quelque chose d'analogue à mes idées sur la folie, & je n'y ai rien trouvé de satisfaisant. Les sociétés littéraires même & les académies ne se sont guères occupées de cet objet; plusieurs d'entr'elles proposent des prix chaque année; des citoyens vertueux en ont même fondés dans différens endroits pour des objets très-utiles à la vérité; mais aucun n'a pensé à ces malheureux individus, & aucune de ces sociétés ne s'est mise en état d'avoir sur cette maladie quelque chose de satisfaisant & d'avantageux pour ces malades.

Ce n'est pas mon intention, ainsi que je l'ai ci-devant, de donner un traité complet sur la folie. Plusieurs auteurs en ont parlé d'une manière didactique, ils se sont borné à la grande division de la folie en mélancolie & en manie & c'est sous ces deux dénominations qu'ils ont compris toutes les différentes espèces de folie; ils n'ont assigné de traitemens que pour ces deux cas, & n'ont rien proposé pour les autres. Mon dessein est seulement de parcourir en général les différentes branches de cette malheureuse affliction du genre humain, sans entrer dans des détails qui ne pourroient convenir qu'à l'école. Je tâcherai de me rendre, s'il se peut, autant intelligible à ceux qui ne sont pas médecins, qu'à ceux qui le sont, & de devenir par-là sur-tout utile aux maisons dans lesquelles sont renfermés ces sortes de malades, ainsi qu'aux administrateurs de ces mêmes établissemens.

Afin de pouvoir découvrir la folie sous toutes les faces sous lesquelles elle se montre & dans toutes ses nuances, car elle en a beaucoup, il faut en donner une idée claire & précise, qui la fasse reconnoître presque au premier aspect. D'ailleurs il n'est pas toujours nécessaire d'être absolument maniaque, pour qu'il soit décidé qu'on est fou; on devroit même user de beaucoup de prudence & de précautions avant de constater la folie; & il seroit à propos d'assigner une ligne de démarcation, pour ainsi dire, entre le dernier dégré de raison & le premier de la folie. Les Médecins ne se sont pas assez attachés à désigner positivement ces deux degrés, pour les présenter clairement aux jurisconsultes, lorsqu'il s'agit de décider l'état civil d'un individu à cet égard & d'apprécier si ses actions s'écartent des routes ordinaires du bon sens, autant eu égard à sa famille, qu'à celui du reste de la société dont il fait partie.

Qu'est-ce donc que la folie? *La folie* en général est cet état dans lequel l'exercice des opérations de l'ame ou de l'esprit ne se fait pas complettement, ni toujours suivant les loix de l'ordre naturel, c'est-à-dire, dans lequel cet exercice est contraire à la raison qui doit elle-même être considérée comme le résultat de toutes ces différentes opérations bien conduites. Cette définition ne sera peut-être pas du goût de tous les Lecteurs; cependant si on veut tant soit peu réfléchir, on verra que la maladie appellée *folie*, n'est pas la même chez tous, qu'elle n'est pas toujours constante, & qu'elle n'affecte pas non plus toujours, tout à la fois toutes les opérations de l'esprit, & que par conféquent la définition que j'en donne, en renferme toutes les espèces, de manière que pour peu qu'on observe un fou, qu'on s'entretienne avec lui, & qu'on le fréquente, il est impossible de ne pas décider, avec assurance, que tel individu l'est ou ne l'est pas. Ainsi, il sera donc vrai qu'un homme sera réputé fou, toutes les fois qu'il s'écartera des règles de la raison, soit dans ses pensées, soit dans ses discours, soit dans les actions ordinaires de sa vie, parce que la folie, quoiqu'elle admette l'exercice de toutes les opérations de l'ame, est exactement le contraire de la raison.

Mais pour bien appercevoir le contraste qu'il y a entre la folie & la raison, ne conviendroit-il pas aussi de définir ce qu'on entend par la raison, afin d'apprécier au juste l'état du fou & celui de l'homme raisonnable? Les philosophes & sur-tout les médecins n'ont pas encore assez approfondi cette matière; chacun parle de folie, chacun profère le mot de raison, & la ligne de séparation entre ces deux états n'est peut-être pas encore exactement tracée. Il peut même bien se faire que celui qui est hors des limites de l'un ou de l'autre, ne sera, dans l'acception rigoureuse des termes, ni un fou, ni un être raisonnable. Or la *raison*, selon moi, est cette faculté dont la nature a pourvu chaque homme pour connoître la vérité, en tant qu'elle lui est nécessaire, soit pour sa conservation, soit pour son bonheur, soit pour le bien général de la société, & dont l'évidence des objets frappe son esprit & lui enlève son consentement; ou plutôt la raison est la connoissance du vrai, & la folie est la privation de cette connoissance.

D'après ces définitions je crois que s'il n'est pas aussi aisé de classer les fous, il sera du moins plus
difficile

difficile de ne pas les reconnoître & de les confondre avec les autres individus de la société; il me paroît même que toutes les différentes aliénations d'esprit peuvent être circonscrites dans l'énumération suivante : les fous à lier comme les fous tranquilles, les extravagans comme les insensés, les imbécilles comme ceux qui sont simplement en démence. Car, quoiqu'il y ait encore différens degrés entre ces espèces de folie; cependant chacun des malheureux qui seront dans cet état, n'aura pas la faculté naturelle de connoître le vrai physique ou moral, adapté à sa conservation, par conséquent à son bonheur & à celui de la société. Dans le fou furieux toutes les facultés intellectuelles sont dans une vivacité & une activité contre-nature; tout est outré chez lui, ses mouvemens physiques & moraux passent les bornes naturelles; il a une force musculaire surprenante, jusqu'à briser les chaînes dont il est enlâcé, à rompre les murs qui le renferment; l'individu même qui tient à ce sexe aimable, frêle & délicat, dont le caractère distinctif, est la douceur, devient alors, pour ainsi dire, un ours furieux; son imagination ne voit que des ennemis, & ses pensées ne sont que colère & emportement; toutes ses attitudes sont forcées, & rien chez lui ne ressemble plus à ce qu'il étoit avant la perte de sa raison.

Dans le fou tranquille au contraire, tout y est en opposition avec le fou furieux : celui là paroît continuellement réfléchir; il parle peu ou presque point : on diroit qu'il est absorbé dans de profondes méditations; il garde constamment la place qu'il a choisie, ne s'agite presque pas & le repos semble être l'état où il se plait le plus. Cependant on ne doit pas se fier à cette morne tranquillité qui n'est souvent qu'insidieuse & traitresse, ce qui la rend d'autant plus dangereuse : car au moment qu'on le croit le plus calme, il cherche à vous nuire, à s'échapper ou bien il vous tend des piéges méchans & artificieux dans lesquels souvent la plus grande prudence n'empêche pas de tomber. Si vous l'interrogez, rarement répond-il ; & si vous le forcez à répondre, alors il est aisé de s'appercevoir que sa raison est en défaut, que ses propos n'ont aucune liaison ni aucun rapport entr'eux, & qu'il est par conséquent incapable de connoître la vérité rélativement au bien commun de la société.

L'extravagant n'observe & ne connoît aucune des règles de la raison ; il ne suit que ses caprices, il passe à chaque instant d'un objet à un autre sans s'arrêter à aucun : c'est une volubilité étonnante dans la parole, il ne vous donne pas le tems de placer un mot ; une foule d'idées singulières & incohérentes se suivent avec une rapidité inconcevable &, pour ainsi dire, se chevauffent. Il n'est pas possible d'imaginer, comment le cerveau peut fournir des idées avec tant de précipitation & d'impétuosité, & les muscles de la langue autant de contractions & de relâchemens alternatifs & continuels, qu'ils sont nécessités d'exécuter pour la faire mouvoir.

Le fou extravagant est vraiment l'opposé du fou stupide ; il va, vient & est dans une agitation de corps continuelle ; il ne fait nulle attention à ce qu'on lui dit ; il ne craint ni danger ni menaces ; mais cependant il ne nuit jamais à personne ou du moins très-rarement. Comment donc cet état pourroit-il être celui de la raison qui est sage & moderée dans toutes ses opérations, dont tous les discours conviennent au sujet qu'elle traite

& dont les actions ont toute la moralité qu'exigent les circonstances ?

Le fou insensé est celui qui manque par l'esprit, qui est dépourvu de lumières & qui a les idées très-bornées ; ce seroit un fou extravagant si ses idées, ses actions & ses paroles en avoient la vivacité & la pétulance ; il tient le milieu entre l'extravagant & & le fou imbécille. Comme il ne connoit non plus, ni crainte ni danger, il n'a & ne peut guère avoir quelque sorte de prévoyance, pas même pour ce qui pourroit lui être avantageux ; sa raison étant donc en défaut, il n'est susceptible d'aucune ou de peu de réflexions, & tout se reduit presque chez lui à satisfaire les besoins les plus ordinaires de la vie. Le fou insensé, d'après ce que je viens de dire, seroit donc tout-à-fait l'opposé de l'homme prudent.

Dans le fou imbécille & dans celui qui est en démence, les organes intellectuels paroissent totalement être en défaut ; il se conduit pas les impulsions d'autrui sans nulle espèce de discernement: les imbécilles n'ont point d'idées de leur propre fond ; il semble que chez eux les fonctions du cerveau manquent aussi d'activité & pour ainsi dire de mouvement ; & c'est par-là sans doute qu'ils se trouvent privés de raison. Si on examinoit avec beaucoup d'attention les diverses actions des imbécilles, on découvriroit certainement jusqu'à quel point leur imbécillité dérive de l'absence ou de la foiblesse de quelques unes des facultés de l'esprit ou de ces deux choses à la fois. Car si quelqu'une des facultés vient à nous manquer ou qu'il y survienne du déréglement, l'entendement humain se ressent constamment des défauts que doit produire leur absence ou leur détangement.

Enfin il paroît que ce qui fait la différence des imbécilles d'avec les autres fous, c'est que les autres fous joignent ensemble des idées mal-assorties & forment ainsi des propositions extravagantes, sur lesquelles néanmoins ils raisonnent quelquefois avec justesse, au lieu que les imbécilles ne forment que très-peu ou point de propositions, ne conçoivent rien de ce qu'on leur dit ou de ce qu'on leur fait, & ne raisonnent presque point; il paroît même qu'il n'y a qu'une nuance de l'imbécille au stupide, & si la bêtise est l'opposé de l'esprit, on peut dire que la stupidité l'est de la conception.

L'état de démence est celui ou la raison est tellement affoiblie que celui qui en est atteint, ne sait pas si ce qu'il fait, est bien ou mal. Les mots de démence, d'imbécillité & de folie sont donc à peu près synonimes, avec cette différence cependant entre la démence & l'imbécillité, que la première est une privation absolue de raison, tandis que l'autre n'en est qu'un affoiblissement; & toutes les deux diffèrent de la folie, en ce qu'elles indiquent un état habituel de privation ou de foiblesse du bon sens, au lieu que la folie ordinaire ne semble dénoter qu'un dérangement fougueux de l'imagination qui, cessant par intervalle paroît & disparoît alternativement.

Comme les trois grandes facultés de l'ame sont l'imagination, la mémoire & la raison; cette dernière est de toutes, celle qui couronne, pour ainsi dire, l'entendement; elle n'est donc autre chose que la connoissance de la manière dont nous devons régler les opérations de notre ame. Ces trois opérations se prêtent mutuellement des secours, & le raisonnement qui s'ensuit, n'est qu'un enchaînement de jugemens qui dépendent les uns des autres ; dès que ces jugemens n'ont plus aucune liaison entr'eux, que la série n'en est plus suivie, il doit nécessairement arriver un desaccord entre les facultés de l'ame, la confusion se met dans les idées, & donne naissance à cet état qui caractérise la folie. Car, de deux hommes dont l'un chez lequel les idées n'ont jamais pû se lier & l'autre chez qui elles se lient avec tant de facilité & de force qu'il n'est plus possible de les séparer ; le premier seroit sans imagination, sans mémoire & n'auroit par conséquent l'exercice d'aucune des opérations que celles-ci doivent produire ; il seroit absolument incapable de réflexion, il seroit un imbécille : l'autre auroit trop de mémoire & trop d'imagination, & cet excès produiroit presque le même effet qu'une entière privation de l'une & de l'autre ; il auroit à peine l'exercice de sa réflexion, ce seroit un fou. Les idées les plus disparates étant fortement liées dans son esprit, par la seule raison qu'elles se sont présentées ensemble, il les jugeroit naturellement liées entr'elles & les mettroit les unes à la suite de autres, comme de justes conséquences.

Quoique la folie admette l'exercice de toutes les opérations de l'ame, c'est une imagination déréglée qui les dirige, & la folie n'est malheureusement séparée de l'ardente imagination que par une nuance imperceptible. On pourroit même conclure que les fous ne jouissent pas seulement de l'instinct qui n'est lui-même qu'une imagination dont l'exercice n'est point du tout à nos ordres, & qui paroît exclure la mémoire, la réflexion & les autres opérations de l'ame : les fous ne sont d'ailleurs guère susceptibles de réflexion, celle-ci amene nécessairement l'attention qui nécessitant elle-même la liaison de nos idées, occasionne la mémoire; deux opérations de l'ame dont ne jouissent point ou presque pas les fous; car ils font peu d'attention à ce qu'on dit ou à ce qu'on fait, & la plûpart ne se ressouviennent pas des discours qu'ils ont tenus ou des actions qu'ils ont faites: les coups & les mauvais traitemens sont presque la seule chose qui leur fasse impression & dont ils conservent la souvenance. La mémoire cependant n'est pas si incertaine en général chez les fous qu'on seroit tenté de le croire; & j'ai plusieurs observations du contraire. Un de mes fous entr'autres, qui à chaque visite que je lui fais, me remet des lettres ou des mémoires pour différentes personnes, n'a jamais manqué de me demander lorsque j'entre dans sa loge, avant même que je lui adresse la parole & sans aucune cause qui puisse lui en rappeler le souvenir, si j'ai remis sa lettre ou son mémoire à celui à qui il l'avoit adressé.

Comme nos opérations intellectuelles sont excitées par les sensations & que la volonté dépend en grande partie de celles-ci; comme la liaison entre les sensations & la volonté s'opère toujours par l'intervention du cerveau & de ses fonctions, on ne peut à peine douter que les opérations intellectuelles ne dépendent de certains mouvemens & de la diverse modification de ces mouvemens dans le cerveau même. Car, " afin que l'exercice de nos
,, fonctions intellectuelles se fasse convenablement,
,, dit *Cullen*, il est nécessaire que l'excitation du
,, cerveau soit complete & égale dans chaque partie de cet organe; & si quelques parties du
,, cerveau sont plus excitées les unes que les autres, ou pas capables de l'être, il en résultera
,, de fausses perceptions, de fausses associations &
,, de faux jugemens ,,.

Il y a des égaremens d'esprit auxquels on ne pense pas à donner le nom de folie; cependant tous ceux qui ont leur cause dans l'imagination, devroient être mis dans la même classe. Si on ne déterminoit la folie que par la conséquence des erreurs, il seroit difficile de fixer le point où elle commence; il paroîtroit que toute erreur qui nous entraine, seroit folie, ce que produisent souvent nos passions portées jusqu'à l'aveuglement: car l'aveuglement moral est le caractère distinctif de la folie. Que quelqu'un, par exemple, commette une action criminelle avec connoissance de cause, c'est un scélérat: qu'il la commette, persuadé qu'elle est juste, c'est un fou. On pourroit encore ajouter que la misantropie devroit être regardée comme une folie triste; la colere & l'humeur comme une folie impétueuse; la vengeance, qui a toujours devant les yeux un outrage imaginaire ou réel, & l'envie pour qui tous les succès d'autrui sont un tourment, seroient des folies douloureuses. La folie consistera donc dans une imagination, qui, sans qu'on soit capable de le remarquer, associe des idées d'une manière tout-à-fait désordonnée & influe quelquefois sur nos jugemens ou sur notre conduite. D'après ces considérations il paroît assez vraisemblable que peu de gens en seroient exempts. Le plus sage ne différeroit alors du plus fou que parce que heureusement les travers de son imagination n'auroient pour objets que des choses qui entrent peu dans le cours ordinaire de la vie & qui le mettent moins visiblement en contradiction avec le reste des hommes. Qu'on observe surtout un homme dans ses projets de conduite, dans son train de vie? car c'est-là l'écueil de la raison pour le plus grand nombre.

Il y a une infinité de causes qui déterminent & produisent la folie ; mais le germe de cette maladie est encore sans contredit bien plutôt développé chez ceux où il se trouve déjà une disposition héréditaire. Et pourquoi la médecine au lieu de tourner ses vues à procurer la guérison de cette maladie, ne s'est-elle pas aussi attaché à la prévenir dans les familles où il y a eu des individus qui en ont été atteints ? Je sens que l'amour-propre dans ces circonstances est un obstacle puissant aux sages efforts qu'auroit pû mettre en pratique cette science ; mais, de bonne foi, qu'est-ce que cet amour-propre, mal entendu sans doute, vis-à-vis de l'affliction que cause cette maladie à toute une parenté & la pitié qu'excite le malheureux qui en est la victime ?

Parmi les causes de la folie, il y en a qui sont physiques & d'autres qui sont morales. On doit mettre au nombre des causes physiques, la plûpart des altérations organiques du cerveau, soit par l'engorgement des fibres medullaires ou par leur compression quelconque, soit parce qu'elles sont attaquées de sécheresse & de rigidité, ou de trop de mollesse & de flaccidité, ou plus abreuvées que ne doit le comporter leur état naturel, ou quelquefois aussi par des callosités dans les membranes du cerveau : cependant comme les fonctions de ce viscère sont encore très-peu éclaircies, & qu'on manque de plusieurs connoissances sur cet objet en médecine, on n'a pas encore pu découvrir l'influence que les diverses parties de cet organe ont sur ses opérations. Tout ce qu'on sait, c'est que dans la folie, le cerveau & l'origine des nerfs sont le plus communément affectés. Il est donc très-difficile de savoir au juste la disposition

tion physique qui peut donner occasion aux divers changemens de nos fonctions intellectuelles.

La différence du mouvement du sang dans les vaisseaux du cerveau contribue beaucoup à affecter les opérations de notre esprit. Les découvertes de l'anatomie n'ont pas encore été plus loin que d'avoir quelques apperçus sur le mouvement du sang & sur les qualités de ce liquide ; quoique cependant il soit certain que souvent nos opérations intellectuelles varient sans qu'on puisse entrevoir la plus petite différence dans le mouvement & dans les qualités du sang. La force des fonctions animales est ordinairement beaucoup augmentée dans le cerveau des fous, tandis que celle des fonctions vitales dans le cœur & le poumon est souvent moindre & n'est quelquefois du tout point changée. On peut s'assurer de la vérité & de l'exactitude de cette remarque par l'exploration de leur pouls & par leur manière de respirer. J'ai souvent observé que le fou le plus furieux, le plus irrité, celui qui étoit le plus en colère, n'avoit pas la plus petite altération dans la respiration, le jeu des poumons s'y exécutoit avec la plus grande aisance, & on n'appercevoit pas la moindre oppression, même après les plus violentes agitations. Souvent aussi je leur tâtois le pouls, la montre à la main, & les battemens de l'artère n'alloient pas au-delà de soixante-cinq ou soixante & dix pulsations dans une minute ; & certainement dans l'homme le plus tranquille, de 30 à 40 ans & bien portant, le nombre des pulsations excédera souvent cette quantité dans le même espace de tems. J'ai vu au contraire plusieurs fous mélancoliques & des imbécilles, dont les fonctions du cerveau étoient enchaînées, ou presque nulles & chez qui les pulsations de l'artère alloient, dans une minute, au nombre de quatre-vingt à quatre-vingt & cinq ; j'en ai même observé un où elles sont allées jusqu'à quatre-vingt & quinze, terme d'une fievre ardente & très-forte. Au reste quoiqu'il soit très-difficile d'expliquer la situation physique du cerveau dans ce cas ; les faits suffisent pour faire voir l'existence de l'inégalité entre ses fonctions & celles du cœur, prouver que d'après une telle inégalité nos opérations intellectuelles peuvent en être troublées, & qu'en effet elles le sont souvent.

La force qu'acquiert le tempérament en avançant en âge ; les passions surtout auxquelles on devient sujet ; l'état qu'on se propose d'embrasser ou auquel on s'est destiné, toutes ces causes en resserrant trop les nœuds qui lient les idées, en les relachant ou souvent en les interrompant tout-à-fait, nous font tomber dans la folie. Les raisonnemens bizarres sont encore souvent l'effet de quelque liaison singulière d'idées & conséquemment folles. Cette cause, je l'avoue, quoique humiliante pour notre vanité, n'en est pas moins réelle & conforme à l'observation. Lorsque l'impression sur les esprits est insensiblement parvenue à être la même que si nous étions en effet ce que notre imagination nous a présenté, alors le jugement est en défaut, & toutes nos chimères deviennent pour nous des réalités. C'est sans doute de cette cause que vint la folie de cet Athénien qui s'imaginoit que tous les vaisseaux qui entroient dans le Pirée, lui appartenoient. De là vient aussi que dans les songes les perceptions se retracent si vivement qu'au reveil on a quelquefois de la peine à reconnoître son erreur.

La folie peut aussi quelquefois provenir de l'altération de l'ame qui se communique aux organes du corps, & quelques fois aussi du dérangement des organes du corps, qui réciproquement influe sur les opérations de l'ame. C'est ici un point qu'il est fort difficile de démêler, parce que la manière dont ces deux substances se touchent, si je puis me servir de cette expression, le lien qui les unit, le passage de l'une à l'autre, sont encore si cachés aux recherches de la philosophie & aux yeux des philosophes, & le seront peut-être pour toujours, que je n'ose hazarder aucune explication: tout se réduit à des hypothèses qui ne peuvent pas même donner lieu à des conjectures vraisemblables. Cependant quellequ'en soit la cause, les effets qu'on observe sont les mêmes, quoique néanmoins il soit assez ordinaire que la folie vienne de l'altération des organes du corps qui influe promptement sur les opérations de l'ame, *& vice versâ*.

Je citerai quelques observations que j'ai faites dans le cours de ma pratique & qui viennent parfaitement à l'appui de ce que je viens d'établir.

La première est celle d'une jeune fille qui, malade à l'hôtel-dieu, devint folle à la suite de la petite vérole par une métastase de l'humeur variolique sur le cerveau. La maladie n'avoit pas été du genre des confluentes, mais la plus grande partie des boutons s'étoient jeté sur le visage; ils étoient beaux, assez gros & en pleine suppuration; ils s'affaissèrent tout-à-coup sans cause apparente, & dès ce moment la malade commença d'abord à rire sans aucun sujet; elle chantoit sans cesse ou tenoit les propos les plus extravagans, les plus gais qu'on puisse entendre & qui auroient excité la joie chez l'homme le plus misanthrope & le moins disposé à rire. Des vessicatoires appliqués à la nuque, détournèrent du cerveau l'humeur variolique qui s'y étoit portée &

ramenerent pour toujours le calme & la raison chez cette jeune fille.

La seconde observation est celle d'une autre fille de 14 à 15 ans, qui tomba dans une folie absolument contraire, par le transport subit d'une humeur arthritique ; cette malade ne faisoit que pleurer ; on avoit beau la questioner, elle ne répondoit rien ou ne répondoit que par des pleurs encore plus abondantes : si on la pressoit vivement, alors elle s'emportoit avec violence & ses larmes ne tarissoient pas, même dans le plus fort de sa colère. Une application de vessicatoires aux bras & aux jambes tout à la fois, fut encore le remède que j'employai ; ils diminuerent d'abord beaucoup l'état de cette jeune infortunée, & quelques doux purgatifs réitérés jusqu'à deux & trois fois, acheverent completement sa guérison en lui rendant son bon sens.

Quel contraste dans ces deux espèces de folie ! L'une est gaie, l'autre est triste ; dans la première la malade rit & parle sans cesse ; dans la seconde elle ne dit mot ou verse des torrens de larmes : toutes deux cependant sont déterminées par le même mécanisme, c'est-à-dire par un transport d'humeur sur le même viscère, & toutes deux sont également emportées par le même remède. Mais d'où vient donc la différence quant à l'effet ? Seroit-ce que l'humeur variolique, de nature peut-être plus douce, puisqu'elle cause peu de douleurs, dispose aux affections gaies ; & que l'humeur arthritique, de nature très-irritante, puisqu'elle fait souffrir de vives douleurs aux parties sur lesquelles elle s'arrête, dispose au contraire aux affections chagrines & colériques : ou bien, le transport de l'une s'est-il fait sur des parties du cerveau qui font naître la joie dans l'ame ; & l'autre fur celles qui lui infpirent la triftefle & la taciturnité ? Quant à moi ne pouvant donner une meilleure raifon de ce phénomene, je laifle à des phyfiologiftes plus éclairés que moi, le foin de donner une explication plus fatisfaifante de ce myftère de la médecine.

La troifième obfervation eft celle d'une fille d'environ 30 ans, d'un tempérament mélancolique, fort peu parleufe & très-portée à la méditation. Elle eft devenue folle à la fuite d'une confeffion générale ; fon imagination fut tellement frappée qu'elle croyoit toujours voir le diable autour d'elle, & qu'il la pourfuivoit fans ceffe ; en conféquence elle cherchoit à fe confefler à chaque inftant. Si fon idée étoit fauffe, on voit cependant que la conféquence qu'elle en tiroit, étoit jufte, elle concevoit bien que pour fe débarrafler de l'efprit malin, le confeffeur devenoit l'agent le plus efficace. Mais ce qui eft auffi fingulier que contradictoire dans cette efpèce de folie, c'eft qu'ayant une fi grande frayeur du diable, elle vouloit néanmoins toujours être feule, évitoit toute autre fociété que celle d'un prêtre & cherchoit continuellement la folitude. Les fecours phyfiques & moraux n'ont pas d'abord produit beaucoup de changement chez elle ; cependant avec quelques bains froids, des difcours confolans & la gêne où on l'a mife de fréquenter la compagnie, fes craintes fe font peu à peu diffipées ; elle s'eft apprivoifée à la fociabilité & fa raifon s'eft parfaitement rétablie.

La quatrième obfervation eft encore celle d'une fille agée de 25 ans, bien conftituée, qui n'avoit jamais éprouvé la moindre indifpofition, & qui, quoique de figure agréable, s'étoit toujours fagement comportée ; elle étoit sur le point de se marier, les fiançailles même étoient déjà faites, mais au moment presque de célébrer le mariage, son prétendu la trompe cruellement & se marie à une autre : aussitôt qu'elle apprend cette fâcheuse nouvelle, l'aliénation de son esprit s'ensuivit au point qu'elle devint tout-à-coup furieuse, parlant continuellement sans qu'aucun de ses propos eut ni suite ni liaison ; elle déchiroit ses vêtemens & brisoit tout ce qu'elle trouvoit sous ses mains. Une saignée assez copieuse, suivie des bains froids, & des aspersions d'eau froide sur la tête parurent un peu alleger son état ; elle fut plus calme après ces secours, elle eut quelques intervalles assez longs de retour à la raison, mais étant ensuite retombée dans une aliénation complete & continue, elle a parcouru pendant onze mois consécutifs tous les différens degrés de cette maladie. Je l'ai suivie & exactement observée durant tout ce tems ; je l'ai vû souvent, & pour tout remède je n'ai employé que des soins, des égards, des paroles consolantes, & quoique le plus souvent elles fussent en pure perte, je ne me rebutai point : je lui faisois donner tout ce qu'elle me demandoit ; jamais elle ne m'a mal reçu, malgré l'état de fureur dans lequel elle étoit le plus souvent, & je défendis de la laisser voir à qui que ce fut, parce que j'avois remarqué que plus elle voyoit du monde, plus son imagination s'échauffoit & ses fureurs augmentoient. Elle devint extraordinairement maigre & ressembloit à un spectre ; elle étoit presque toujours nue, enfoncée dans sa paille qu'elle mettoit en poussière, me tenoit les propos les plus orduriers, & qui auroient fait rougir le plus débauché libertin. J'eus quelques soupçons que ses règles étoient supprimées depuis cinq à six mois ; je ne pouvois m'en assurer, parce qu'il étoit difficile d'obtenir d'elle une bonne raison, & que d'ailleurs toutes mes questions sur cet objet n'étoient point écoutées & demeuroient sans réponse. L'état de son cerveau, la maigreur de tout son corps & la suppression des règles me firent un moment désespérer de sa guérison ; j'étois sur le point de l'abandonner ; cependant je tentai de lui faire donner une chemise pour m'assurer de ce que je cherchois, & quelques jours après je crus appercevoir des indices de l'évacuation menstruelle ; ils ranimèrent mon espoir & mon courage, j'ordonnai alors de la sortir de son cachot & de la promener souvent dans les corridors, quoiqu'elle ne fût qu'en chemise & malgré le froid de la saison. Au bout de deux mois le retour de ses règles ne fut plus douteux, elle commença à reprendre de l'embonpoint, sa tête devint plus calme, ses idées moins fougueuses, elle m'écoutoit mieux & me répondoit de tems en tems avec beaucoup de sens ; la mal-propreté indicible dans laquelle elle avoit presque toujours été, diminua aussi peu-à-peu. A cette époque je lui proposai des habillemens qu'auparavant elle avoit toujours mis en pièces ; elle les accepta & parut même mettre de la recherche dans sa parure ; on en vint à la promener chaque jour dans les salles, & on voyoit chaque jour aussi les progrés de la guérison qui s'avançoit à grand pas ; enfin au bout de onze mois d'une folie la plus caractérisée, elle a recouvré toute sa raison ; elle ne s'est point rappelée ce qui lui étoit arrivé ; elle avoit seulement un souvenir confus de mes visites dans son cachot & des complaisances que j'avois eues pour elle. Rentrée au service d'une Dame en Ville, elle y jouit d'une bonne santé & remplit ses devoirs avec toute l'intelligence & le bon sens que demande son état.

Voilà donc quatre observations dans deux desquelles le dérangement des organes du corps a visiblement influé sur les opérations de l'esprit ; & dans les deux autres ce sont au contraire les affections de l'ame qui ont altéré les fonctions du cerveau ; & il n'est malheureusement que trop vrai, que les folies provenant de cette dernière cause sont les plus rebelles, les plus difficiles à guérir, & finissent ordinairement par devenir absolument incurables. On doit en dire autant de celles qui reconnoissent pour cause une disposition héréditaire ; l'organisation des solides & sur-tout de la substance du cerveau a acquise, chez ces individus dans la fécondation, un tel penchant à ce mal qu'il est presque certain qu'à la première cause déterminante, la folie se développera, ainsi que dans les générations subséquentes, à moins que le croisement des races répété, ne corrige le germe de cette désolante maladie.

La lecture des romans a souvent jeté dans la folie, des jeunes gens, sur-tout des personnes du sexe, dont le cerveau, comme on sait, fort tendre, est très-aisé à être excité & par conséquent beaucoup plus susceptible des différentes impressions qu'il reçoit. Les livres qui traitent des matières difficiles & d'une contemplation profonde telles que les mathématiques transcendantes, ou d'objets abstraits & métaphysiques, ont souvent produit le même effet. J'ai connu un jeune réligieux qui avoit beaucoup de talens, beaucoup de vivacité dans l'esprit, qui auroit certainement fait honneur à son ordre & qui devint fou d'après la lecture des ouvrages

de

de Jean-Jacques Rousseau ; il cherchoit dans ses écrits cette éloquence mâle & pressante avec laquelle cet écrivain célèbre persuadoit autant qu'il charmoit ses lecteurs.

On a aussi fréquemment observé que des livres sur la religion ont fait tomber en démence des femmes qui, d'après l'impression que leur faisoit la lecture de ces livres, croyoient aux visions & s'imaginoient avoir réellement des entretiens avec les esprits célestes. Il seroit bien à souhaiter que des directeurs prudens & éclairés qui connoîtroient la trempe foible de ces imaginations, voulussent leur servir de guide dans ces sortes de lectures, ou même les leur interdire absolument, en se servant, dans cette circonstance, de tout l'ascendant que leur donne la place qu'ils occupent dans cette partie de leur ministère.

Les impressions qui se font dans les cerveaux froids, se conservent pendant très-long-tems ; & chez ceux-là la folie qu'on n'auroit pas soupçonnée au premier abord, n'en devient que plus facile à reconnoître pour ceux qui les observent quelque tems. Les cerveaux au contraire qui ont beaucoup de feu & d'activité tombent plus aisément & plus promptement dans la folie ; les impressions s'y effacent, s'y renouvellent & les idées folles s'y succèdent avec rapidité : on s'apperçoit bien tout de suite que l'imagination d'un homme a quelques travers, mais il en change avec une succession si rapide qu'on peut à peine les remarquer & les saisir.

La vie contemplative surtout chez les tempéramens mélancoliques ou chez ceux qui ont le cerveau froid & humide, est une cause assez commune de la folie : aussi combien de fous de tous espèce dans les couvens, & combien qui, s'ils ne le sont pas tout-à-fait, sont bien près de le devenir ? Les Gouvernemens dans lesquels on n'a permise l'émission des vœux qu'à un certain age, ont donc fait une loi très-sage & très-prudente. Chaque jour cependant l'expérience prouve que ce terme n'est peut être pas encore porté jusqu'au point convenable; il semble que dans un objet de cette importance, il auroit fallu consulter la nature des climats & les physiologistes de chaque pays pour déterminer l'age de la maturité nationale. Car il est très-positif qu'il y a des nations chez qui la raison se développe plutôt que chez d'autres; l'histoire des Grecs & des Romains nous en fournit plusieurs exemples, & sans aller chercher parmi les peuples anciens, des preuves de mon assertion; la plus grande partie des écrivains sans partialité comme sans prévention paroissent être d'accord que la raison est plus précoce chez la nation Angloise que chez la Françoise, c'est-à-dire qu'à égalité d'age un Anglois aura le jugement formé & rassis de meilleure heure que le François : j'en demande pardon à cette nation charmante que la nature a d'ailleurs douée de tant d'autres belles prérogatives, qu'elle ne doit pas être jalouse d'aucune; mais je serois tenté de croire que son aimable frivolité servant d'écorce au germe de sa raison, en empêche peut-être le prompt développement ; & le poëte De Boissy s'est montré peut-être plus philosophe & plus connoisseur de sa nation qu'on ne pense, en peignant assez bien cette frivolité dans sa pièce du *François à Londres*, lorsqu'il fait convenir au Marquis, *qu'un Anglois est un homme de bon sens qui n'a pas de l'esprit; & un François un homme d'esprit qui n'a pas le sens commun.*

Quoiqu'il en soit, " lorsque les causes de la
" folie, dit *Cullen*, produisent dans quelques oc-
" casions un accroissement d'excitation & d'inhé-
" rence permanente, ou de leur fréquente répéti-
" tion ; alors la folie devient plus continue, elle
" se rend chronique & devient incurable ; c'est
" pourquoi il faut, autant qu'on le peut, leur
" présenter le moins qu'il est possible, les objets
" capables de ramener cette excitation, en leur
" rappelant les idées qui touchent ou avoisinent
" leur folie „.

Ce que dit ici *Cullen* est si conforme à la vérité, que j'ai observé plusieurs fois en faisant la visite des fous, que pour peu qu'en parlant on ap-
prochât des objets de leur folie ou de ceux qui
l'avoient occasionnée, quand même les discours
qu'on leur adressoit, n'y avoit qu'un rapport très-
éloigné ; tout-à coup de calmes qu'ils étoient, ils
passoient à des cris & à des plaintes qu'ils faisoient
entendre de nouveau ; la fureur renaissoit subitement avec toute sa violence, & les propos les plus
extravagans, les idées les moins suivies se succe-
doient si rapidement qu'il est difficile d'imaginer
comment l'esprit & surtout la volubilité de la langue pouvoient fournir à tout ce qu'ils disoient. Très-
souvent encore j'ai vu que le bruit que font les
verroux en ouvrant la loge où ils sont renfermés,
leur cause des inquiétudes, rappelle leurs idées &
ramene leurs accès de folie, en sorte que tel Fou
qui étoit tranquille dans son réduit, & qui ne disoit
mot, entroit aussitôt en fureur à ce bruit, parloit
sans cesse, brisoit tout, attaquoit les murs & continuoit d'être dans cet état d'agitation jusqu'à ce
que les forces, le sommeil ou quelquefois la nourriture eussent ramené le calme. Souvent quoique la

physionomie ne soit qu'un assemblage de traits auxquels nous avons lié des idées ; elle réveille chez les fous leurs accès de folie, parce qu'avant de l'être, telle ou telle physionomie les aura sans doute prévenus de plaisir ou de déplaisir, par les différentes impressions qu'ils en auront éprouvés dans différentes circonstances. C'est par de semblables liaisons d'idées que nous nous prévenons souvent jusqu'à l'excès en faveur de certaines personnes & que nous devenons injustes par rapport à d'autres. Je suis assuré qu'il n'y a pas d'individu qui dans le cours de sa vie, s'il veut être de bonne foi, n'ait souvent fait l'épreuve de ce que je dis ici : de là vient, sans doute que Descartes conserva toujours du gout pour les yeux louches, parce que la première personne qu'il aima, avoit ce défaut.

Toutes les différentes passions dont les hommes peuvent être affectés, doivent être mises au nombre des causes de la folie ; elles occasionnent de si violentes secousses qu'elles nous enlevent l'usage de la réflexion ; l'imagination devient alors plus ou moins exaltée, selon que ces passions sont plus ou moins vives ; & ces passions, à leur tour, donnent naissance à des folies plus ou moins violentes. De là vient que l'amour, la jalousie qui en est presque inséparable, la colère, l'ambition, la vengeance, qui toutes sont des passions fougueuses, font le plus fréquemment des fous furieux, tandis que la tendresse paternelle ou filiale, celle des époux, l'amitié ce sentiment doux & paisible, l'envie, la religion, l'étude, la contemplation & les autres affections douces, font au contraire des fous tranquilles, des imbécilles, ou causent des folies dans lesquelles le malade a souvent des intervalles assez longs de calme, de bon sens & de raison.

Il arrive encore souvent qu'un homme fort sage & de très-bon sens en toute autre chose, peut être sur un certain objet, aussi fou qu'aucun de ceux qu'on renferme aux petites maisons, si par quelques violentes impressions subitement faites dans son cerveau, ou par une longue adhérence à une espèce particulière de pensées, des idées incompatibles viennent à se joindre si fortement ensemble dans son esprit, qu'elles y demeurent unies & inséparables. J'ai connu un gentil homme français & militaire (& plusieurs de mes compatriotes l'ont connu comme moi) sur qui l'idée d'avoir été empoisonné & la crainte continuelle de l'être par ses parens, avoient fait une telle impression qu'elle lui avoit donné une défiance presque générale de tous ceux qui le fréquentoient. Dès qu'il souffroit le plus petit mal, qu'il ressentoit la moindre douleur ou un mal-aise auquel, sans cette idée, il n'auroit pas seulement fait attention, il s'imaginoit qu'on avoit introduit quelque dose de poison dans les alimens qu'il avoit pris; alors il accusoit les uns & les autres indifféremment d'être de connivence avec eux & tenoit en conséquence des propos hors du bon sens pour prouver la vérité de son idée. Ce n'étoit d'ailleurs que sur ce point où la raison de cet honnête militaire s'égaroit; dans toute autre circonstance & sur quel autre objet que ce fut, il parloit avec la plus grande justesse; outre plusieurs connoissances, il possédoit très-bien l'art de la guerre qu'il avoit faite avec distinction en Amérique, & on peut dire, à sa louange, que sa conversation & sa société, *à part ce cloud de poison*, étoient des plus aimables & des plus satisfaisantes.

Cette observation est la démonstration la plus complete de l'effet des violentes impressions subitement faites sur la substance du cerveau & de la longue adhésion à des idées particulières & incompatibles qui se joignent si étroitement les unes aux autres dans l'esprit, qu'elles y forment une union durable & permanente. Cette union déréglée d'idées étant plus ou moins forte dans les uns que dans les autres, produit différens degrés de folie, aussi bien que d'imbécillité. L'esprit étant une fois affecté par certaines idées prend un penchant à ces idées, dans lequel il tombe & retombe toujours, de la même manière que le corps ou quelques parties du corps, prenant un penchant pour certains mouvemens, contractent l'habitude d'exécuter ces mouvemens & les répètent à chaque instant sans y faire attention. Les personnes sujettes à des tics, ceux qui se servent d'une main plutôt que d'une autre ou qui portent plutôt le pied droit que le gauche en descendant ou montant une rampe d'escaliers, en fournissent une preuve convaincante.

Il ne faudroit pas cependant imaginer que les fous en général, aient absolument perdu la faculté de raisonner, mais ils joignent mal à propos certaines idées; ils les prennent pour des vérités, & se trompent à peu près, de la même manière que ceux qui raisonnent juste sur de faux principes. Il paroît qu'après avoir converti leurs propres fantaisies en réalité par la force de leur imagination, ils en tirent des conclusions fort raisonnables. Aussi voit-on souvent des fous s'imaginer qu'ils sont rois, & prétendre par une juste conséquence, être servis, honorés & obéis selon leur dignité. J'ai connu un fou de ce genre qui croyant que son corps étoit de verre, prenoit les plus grandes précautions & les mesures les plus sages pour empêcher qu'il ne se brisât

J'ai encore vû aux petites-maisons de Paris une folle dont l'objet de sa folie étoit de vouloir absolument & de croire véritablement être garçon & non fille; elle étoit en conséquence habillée dans sa loge comme un homme; elle parloit très-bien raison & avec le meilleur bon sens, tandis que l'on s'entretenoit avec elle comme on auroit fait avec une personne d'un sexe différent du sien; il falloit en un mot, pour ne pas s'appercevoir qu'elle étoit folle, la traiter en tout point de la même manière qu'on se seroit comporté avec un jeune homme; il n'y avoit que son accoutrement qui fit un contraste singulier & ridicule avec son sexe, & sa conversation, avec ses habitudes & les manières absolument semblables à celles des hommes. Mais dès qu'on lui adressoit quelques propos relatifs à son vrai sexe, ou que par mégarde ou par malice on l'appeloit *mademoiselle*; aussitôt cette pauvre infortunée s'emportoit, vomissoit des injures atroces & sa colère devenoit fureur: il n'y avoit plus aucune suite dans ses discours, ni aucune liaison dans ses idées; tout étoit généralement désorganisé; elle tomboit dans un désespoir affreux, & cet être amphibie, qui un instant avant raisonnoit très-juste, jouissoit d'une tranquillité parfaite, qui étoit doux & affable, qui avoit dans ce moment toutes les qualités que l'on peut désirer dans la société; cet être, dis-je, inconcevable étoit, par un seul mot, tout-à-coup métamorphosé en bête feroce à qui il ne restoit plus que la figure humaine pour en faire la différence.

Les personnes du sexe sont plus sujettes à la folie que les hommes. Parcourez les hôpitaux destinés aux fous; cherchez dans les autres lieux où on les renferme, & vous compterez constamment un plus grand nombre de folles que de fous ? Les nerfs chez les femmes, sont plus tendres, plus sensibles & plus aisés à émouvoir ; elles ont les passions plus vives ; leur constitution plus frêle & moins robuste ne peut résister aux chocs violens ; elles ont en général beaucoup moins de courage, de force d'ame, &, je n'ose dire, moins de raison. Les femmes sont d'ailleurs exposées à un plus grand nombre de causes occasionelles que les hommes ; le développement du cours périodique des règles, la diminution de cette évacuation lorsqu'elle est établie, sa suppression accidentelle, & sa cessation absolue au terme désigné par la nature, sont d'abord tout autant d'occasions prochaines qui peuvent les faire tomber dans la folie, pour peu qu'il s'y joigne le concours de quelqu'autre cause. Si, à tous ces accidens, vous ajoutez encore ceux qui proviennent de la grossesse & des maladies qui l'accompagnent (quoique cependant plus rarement, puisqu'il paroît que la folie respecte cet état), les maux qui résultent souvent des suites fâcheuses de l'accouchement, telles que la rétention de l'arrière-faix, la suppression des lochies, ou le refoulement de l'humeur laiteuse (accident très-commun), il ne sera pas difficile de calculer à combien plus de dangers pour la vie en général, ce sexe délicat est en butte, & conséquemment combien plus facilement il peut être entraîné dans la maladie fâcheuse dont il s'agit.

De toutes les causes propres à donner naissance à la folie, la rétrocession du lait dans la masse des humeurs, est celle qui a le plus d'énergie & qui est en même tems la plus commune. J'ai vû une jeune femme qui nourrissoit son enfant, & à qui sans trop savoir pourquoi on le lui ôta pour

le

le faire allaiter à une autre, dévenir folle presque tout-à-coup ; je ne crois pas même sa folie susceptible de guérison ; d'abord, parce qu'étant déjà invétérée, le sang se trouve profondément imprégnée de cette humeur ; en second lieu, parce que sa folie est du genre de ces mélancolies sombres, tristes, taciturnes &, d'après l'observation, plus rebelles ; & enfin parce que le lait dont le sang est surchargé, est de tous nos liquides celui qui s'assimile le plus difficilement aux humeurs naturelles, & qui résiste le plus à l'action des remèdes. Plusieurs bains domestiques d'une chaleur douce & temperée pour ramener cette humeur laiteuse à la surface de la peau, & de larges vessicatoires placés dans différens endroits pour la détourner des nerfs du cerveau, ont été absolument sans succès ; cette malade reste toujours constamment couchée sur sa paille ; elle ne se meut que pour manger & boire ce qu'on lui présente, lâche tous ses excrémens sous elle & croupit dans la plus dégoutante malpropreté ; elle ne parle jamais que lorsqu'on l'interroge, & encore ne répond-elle alors que par des monosyllabes qu'à peine on entend, accompagnés de mouvemens brusques & colériques, sans cependant nuire à aucun de ceux qui l'approchent. Quel déplorable état, qu'il est effrayant ! Et quelle profonde impression ne devroit pas faire sur les mères qui, s'écartant aussi essentiellement du vœu de la nature, négligent de nourrir elles-mêmes leurs enfans, un tableau aussi triste, aussi affligeant, & dont elles peuvent aisément devenir les victimes au moment qu'elles s'y attendent le moins !

Les tempéramens mélancoliques & ceux qui sont sujets aux vapeurs portées surtout à un point d'intensité assez fort, sont plus disposés à la folie que les autres ; on peut même regarder ces deux états comme les premiers degrés de cette maladie. La plûpart des causes qui occasionnent des insomnies dès qu'elles ne sont pas des symptômes de quelques maladies aigues, produisent aussi la folie. Les grandes passions surtout qui entretiennent la privation du sommeil, donneront également lieu à la folie, en troublant l'ordre de la nature & l'empire de la raison.

D'après ce que je viens d'exposer sur cette maladie & sur les causes qui y disposent, il ne sera pas difficile de reconnoître la folie & ses nuances, ni de distinguer un fou d'avec celui qui ne l'est pas. Il ne sera pas nécessaire non plus de faire remarquer la différence qu'il y a entre un fou devenu presque imbécille & un épileptique ; on peut difficilement s'y méprendre : le premier a presque toujours la tête aliénée & les opérations de l'ame en rapport avec cette aliénation ; l'autre au contraire est dans une stupidité chagrinante & toutes ses facultés intellectuelles se trouvent considérablement engourdies, surtout au sortir de l'attaque épileptique. Peut-être y a-t-il une espèce d'affinité entre la cause de la folie & celle de l'épilepsie, puisque souvent celle-ci succède à celle-là ; ne seroit-ce point cette affinité qui fait qu'il n'y a pas de ressource à la folie lorsqu'elle a ainsi dégénerée ?

Le fou furieux se connoit aisément à ses discours, à ses actions & à son maintien : les médecins sont principalement les juges nés de cette espèce de folie comme de toutes les autres.

Les fous en général ont presque toujours la tête découverte & cependant ils contractent rarement des rhumes ; ce qui paroîtroit assez s'accorder avec la sécheresse de la substance de leur cerveau. Ils supportent volontiers le plus grand froid & les plus ardens rayons du soleil sur la tête, sans paroître être incommodés de l'une ni de l'autre de ces deux causes. On observe encore qu'ils sont peu sujets aux autres maladies & moins encore aux épidémiques. Plusieurs se plaignent d'une douleur de tête presque habituelle ; ils dorment peu & résistent facilement à cet état de repos pour le corps & pour l'ame, que procure le sommeil à toute la nature ; l'insomnie est même si opiniâtre chez eux qu'on en a vû qui ont passé huit mois entiers sans dormir ; leur sommeil est d'ailleurs court & très-léger : ainsi ceux qui, étant bien portant, éprouvent de pareils symptômes, sont plus disposés à la folie que les autres.

Les fous attentent peu à leur vie & on les voit rarement commettre des suicides. Ils sont tous d'une force surprenante, même ceux qui paroissent être d'une constitution foible & délicate ; on diroit que leur corps en acquérant de nouvelles forces se dédommage de la foiblesse de leur esprit ; ils mangent cependant en général très-peu & soutiennent le jeûne & l'abstinence pendant fort long-tems ; ensorte que les plus frêles & les moins robustes endurent la faim, la soif & toutes les intempéries de l'air avec le plus grand courage & sans qu'il leur en résulte rien de plus fâcheux pour leur état.

Presque tous les fous aiment le tabac avec passion, ceux même qui n'en prenoient pas avant d'être atteints de cette maladie. Ils sont encore, dit-on, très-enclins aux plaisirs de l'amour ; on prétend même que ce sont de vigoureux athlètes dans ces sortes de combats. Leur cerveau, est à la vérité, dans une situation propre à réparer promptement les déperditions que causent l'amour & ses actes, par la sécrétion fougueuse & abondante qui s'y fait du fluide nerveux ; les forces musculaires s'accroissent sans doute aussi chez eux, par la même raison que la force copulative y est aussi augmentée ; cependant j'ai crû appercevoir que le besoin du coït est compté pour peu de chose chez les fous & depuis quatre années que je les étudie, je n'ai qu'une seule observation dans laquelle un fou parut le désirer ; il manifesta ses desirs seulement par des propos ; mais, hormis ce cas, je n'ai jamais pû découvrir qu'aucun fou ait demandé à satisfaire ce besoin, ou l'ait satisfait par aucun des moyens connus. Devroit-on présumer que cette puissance est peut-être annéantie chez eux, où le cerveau malade quoiqu'exalté en empêcheroit-il les fonctions ? Nous n'avons pas un nombre suffisant de faits sur ce point, pour déterminer quelque chose de certain ; il faut encore nous en tenir aux conjectures jusqu'à ce que quelque observateur exact & éclairé se soit donné la peine de suivre la folie dans ce besoin souvent sollicité par la nature, comme tous les autres.

Telle est à peu près la marche de la folie ; tels sont les caractères distinctifs, de ceux qui en sont attaqués. C'est à cette série historique de symptômes qu'on les reconnoîtra facilement, & qu'on ne pourra les confondre avec les autres malades dont l'affection a son siége dans le cerveau.

Mais, si je veux faire le pronostic de cette cruelle maladie ; quel regret cuisant ne vient pas s'emparer de mon ame ! & le cœur rempli d'amertume, ne me vois je pas forcé de prononcer combien elle est fâcheuse pour l'espèce humaine en général, combien elle est désolante en particulier pour les familles où il y a des individus qui en sont frappés & surtout combien elle est peu susceptible d'être guérie ? Non, ce n'est pas un de ces maux qui, parcourant rapidement ses tems, détruise promptement les organes vitaux, & dans lequel le médecin voit évidemment l'inutilité de son art: il n'est pas non plus du nombre de ceux qui, quoique marchant à pas lents, n'en sont pas moins traîtres & insidieux, conduisent également au tombeau en attaquant la vie dans ses fondemens les plus intimes & où le médecin éclairé & qui a de l'expérience, ne s'en laisse pas imposer à un état de bonace que le commun des praticiens prend le plus souvent pour une guérison bientôt achevée. Une foule innombrable d'obstacles s'oppose sans cesse au traitement le plus judicieux & le mieux ordonné contre la folie : tantôt c'est un fou furieux que l'on ne peut ni saigner, ni baigner sans employer la violence & qu'il faut enchaîner, si on ne veut pas qu'il attente à la vie de ceux qui doivent l'aborder. Et quelle triste contrainte que celle de sévir contre un individu qui veut faire le mal sans savoir ce qu'il fait, lorsqu'on veut lui porter des secours, presque toujours dédaignés & qu'on ne peut souvent mettre en usage, malgré toute la prudence imaginable & même avec la plus grande humanité ! Tantôt c'est un fou tranquille, mais dont le calme apparent ne met pas moins des entraves à tout ce que la médecine peut suggérer de plus efficace. Veut-on le saigner, il s'y refuse, & il faut user de force ou de ruse, si vous voulez en venir à bout ? S'agit-il de lui donner quelques remèdes internes, la même difficulté se présente ? & si vous lui faites quelques questions pour l'y déterminer, il ne répond rien ; à peine quelquefois donne-t-il même des signes qu'il est viv....

& on est forcé de recourir à la contrainte & de lui mettre, pour ainsi dire, un baillon, si on veut les lui faire avaler. Pour lors, il est difficile de résister à la pitié qu'inspire un spectacle pareil ; & le médecin sage & prudent qui voit l'inutilité de ses secours, envisagée sous toutes les faces, aime mieux abandonner la guerison de cette maladie aux soins de la nature que de prodiguer cruellement les siens au malade en le tourmentant vainement, ou d'augmenter encore son incurabilité par l'irritation qui s'excite dans son ame, & le degré excessif auquel se monte son imagination.

En général on guérit très-peu de fous ; c'est une des parties de la médecine, dans laquelle ni l'art, ni les artistes ne brillent pas ; je dirois même qu'elle est l'opprobre de l'une & fait la désolation des autres. Les hôpitaux sont remplis de ces sortes de malades ; on leur prodigue d'abord beaucoup de remèdes, peut-être trop ; & lorsqu'on les a fatigué, harcelé, pour ainsi dire, ordinairement sans succès, on les abandonne ; ils sont presque oubliés pour toujours. On se borne à leur fournir de la paille, qu'on ne change souvent que lorsqu'elle est réduite en poussiere & on n'y supplée qu'avec une honteuse parcimonie : leur nourriture, seulement suffisante pour ne pas mourir de faim, est ordinairement très-commune, très-peu appropriée, pour ne pas dire, tout-à-fait contraire à leur état ; en un mot c'est un regime qui revolte que celui des hôpitaux des fous. Pourquoi faut-il qu'on laisse aussi long-tems subsister une plaie si profonde à l'humanité ? S'il y a un pays où cette maladie soit traitée avec quelque satisfaction, c'est en Angleterre : aucune nation jusqu'à présent n'a prodigué autant de soins & n'a obtenu autant de succès dans la guérison des fous que les Anglois. Les hôpitaux des fous dans tous les autres pays font des tombeaux dont ils ne fortent jamais : dans celui d'Yorck, en 1789, fur 599 lunatiques, il y en a eu 286 de guéris, 151 de foulagés ; on en comptoit 47 incurables, il en est mort 40, & il restoit 37 hommes & 38 femmes. Je ne fais pas ce que les Anglois entendent positivement par *lunatiques*, & fi fous ce nom ils comprennent toutes les espèces de fous, mais quoiqu'il en foit, c'est déjà une affez belle réussite & bien digne d'admiration que d'avoir remis en circulation dans la société raisonnable, près de la moitié des individus qui étoient privés de ce qui en fait la base & le lien.

D'après ce pronostic peu confolant, à la vérité, il feroit ridicule de penser que je prétende cependant qu'on doive abandonner ces malheureux à leur triste fort ; ils méritent fans doute, à tous égards, la commisération la plus étendue, ainsi que les foins les plus exacts & les plus vigilans de la médecine ; j'oferois même dire, qu'ils en font peut-être plus dignes que les autres espèces de malades. Renfermés dans des aziles où ils font la plûpart du tems ignorés, il n'y a que la vraie pitié qui les visite ; & combien est petit le nombre de ceux qui en font doués !

Les fous furieux font encore susceptibles de guérison, lorsque, leur folie n'étant pas durable, ils ont des intervalles de raison affez longs ou affez répétés. Si la jeuneffe & la bonté de leur tempérament accompagnent leur folie, furtout fi elle n'est pas ancienne, on peut encore espérer un retour au bon fens. Alors la maladie n'aura pas encore jeté de profondes racines, ni le cerveau acquis ce penchant à l'excitation & à la réproduction continuelle des idées extravagantes & des objets qui les font naître. Les fous se font une espèce de tempérament factice, immuable, qui dure & qui, pour l'ordinaire, a souvent lieu dans les longues affections, telles que la folie. On peut même regarder ce penchant à ces mouvemens, comme le plus grand obstacle à la guérison de cette maladie. La tristesse du caractère, le peu d'activité & d'énergie dans les facultés intellectuelles, ou une disposition à l'hébétude, sont autant de causes qui rendent la folie plus rebelle, plus opiniâtre & d'une guérison plus difficile. Souvent on a vû cette maladie cesser totalement, lorsque la fièvre survient, & particulièrement si c'est la fièvre quarte. J'ai deux observations dans l'une desquelles le malade, ayant été atteint d'une fièvre putride après plusieurs mois de folie assez durable, a recouvré parfaitement sa raison; & dans l'autre, la malade avoit été folle pendant près de deux ans, d'abord furieuse & méchante, puis elle étoit tombée dans une espèce d'imbécillité, & avoit parcouru successivement tous les degrés les plus caractérisés de cette maladie. Après avoir été soumise à un traitement assez long sans succès & finalement abandonnée parce qu'on la jugea incurable, cette malade fut attaquée, tout-à-coup, d'une fièvre quarte, accompagnée d'enflure œdémateuse dans les extremités inférieures, dont elle essuia un très-grand nombre d'accès: on n'y porta aucun secours, parce qu'on jugea encore avec quelque espèce de raison, qu'elle alloit succomber à cette dernière maladie; mais la nature dont les ressources sont aussi infinies qu'elles sont cachées & souvent inconnues aux gens de l'art, délivra peu à peu cette malheureuse, d'abord de la fièvre qui paroissoit devoir terminer

ses

ses jours, & ensuite ramena insensiblement sa raison, dont elle paroissoit devoir être privée pour toujours.

Outre la fièvre considérée comme très-propre à juger la folie ; la diarrhée & les hémorragies spontanées quelconques sont encore des moyens qu'emploit assez fréquemment la nature pour la guérir, & desquels il faut que l'art se rapproche pour l'imiter autant qu'il pourra, s'il veut réussir ; *natura est morborum medicatrix, medicus vero naturæ minister*. Hippocrate, ce prince de la médecine, aussi modeste que savant observateur & qui passera à jamais pour un des plus vastes genies, n'a pas mis en avant cet aphorisme sans l'avoir souvent médité & sans que son expérience lui en ait bien prouvé l'autenticité ; son amour propre n'a pas craint de faire honneur à la nature de toutes les guérisons miraculeuses qu'il opéroit, & qu'un fourbe auroit eu l'impudence d'attribuer à ses remèdes & à son savoir.

L'anatomie qui, dans ce siècle, a fait d'assez grands progrès & qui en fait encore chaque jour, n'a pas cependant procuré des notions bien satisfaisantes sur la cause de cette maladie & sur les lésions qu'elle occasionne. L'ouverture & l'inspection des cadavres de ceux qui sont morts fous, n'ont répandu aucun jour sur cette maladie ; elles n'ont fourni que peu de ressources pour son traitement & sa guérison. D'après les observations de *Meckel*, de l'Académie royale des sciences de Berlin, le cerveau des fous est d'une pésanteur spécifique moins considérable que dans l'état naturel. Cette différence pourroit peut être suffire, pour rendre compte de tous les phénomènes que produit la folie. D'ailleurs l'imagination des fous est si vive qu'elle leur tient quelquefois lieu de sentiment; & l'état de sécheresse où se trouve l'origine des nerfs, les rend si irritables, que le plus petit ébranlement porte dans leur ame une impression marquée. C'est une des raisons pour laquelle je ne veux pas qu'on les visite trop souvent.

Les vaisseaux du cerveau ont quelquefois été observés racornis & d'un diamètre beaucoup plus petit qu'il ne l'est dans l'état naturel; d'autres fois, variqueux & totalement relâchés. On a rencontré dans ce viscère des amas de matières séreuses de différente couleur; le plexus choroïde dur & même squirreux; ses sinus & ses ventricules remplis d'un sang noirâtre; souvent des hydatides qui occupoient ses cavités; la dure-mère tuberculeuse & quelquefois en pourriture; la pie-mère calleuse, d'une épaisseur double & quelquefois triple de ce qu'elle doit être, & dans laquelle on ne voyoit pas même des vestiges de vaisseaux; la faux, la tente du cervelet ossifiées; quelquefois des vers ont été trouvés dans les sinus frontaux & dans la substance du cerveau; d'autres fois les os du crane devenus extraordinairement épais, &, ce qui est assez singulier, souvent on n'a pû y reconnoître aucun vice apparent. Tel est à-peu-près tout ce qu'on a découvert dans la dissection de l'organe qui est le siége de la folie. Plusieurs de ces lésions, selon toute apparence, ne s'étoient même formées que vers les derniers tems de la vie, démontroient plutôt les effets de la vraie cause de la folie, que la cause elle-même, & devenoient par-là bien plus propres à induire en erreur qu'à donner une idée claire & précise du désordre organique du cerveau. L'os coronal qu'on a aussi appelé *os de raison*, mériteroit peut-être que les anatomistes fissent des observations particulières sur lui, sur la manière dont il est ossifié, sur sa plus ou moins grande courbure, sur ses sutures & sur sa liaison avec les autres os du crane, pour tâcher de reconnoître s'il influeroit ou non sur la folie. Qu'il seroit à souhaiter que l'anatomie pût découvrir dans le cerveau les différentes lésions qu'y causent les différentes espèces de folie ; quelles sont les parties altérées dans le fou furieux comme dans le fou tranquille, dans l'extravagant comme dans l'insensé, dans l'imbécille comme dans celui qui est simplement en démence !

Il faut donc apporter bien de précautions & bien de prudence dans l'inspection des cadavres ; rien ne paroît plus difficile que d'y découvrir ce qu'on y cherche, quand on est en garde contre les opinions communes. C'est ici que l'artiste doit se dépouiller de toute espèce de prévention, surtout lorsqu'il est obligé de prononcer dans un rapport judiciel ; il ne doit avoir que des yeux anatomistes pour décrire tout simplement ce qu'il a vû & ce qui est. Il est sans doute plus aisé de faire une opération sur le vivant que de porter un jugement solide d'après l'inspection d'un cadavre : dans le premier cas, l'usage a déterminé certaines règles que l'on suit ; mais dans le second, ces règles sont encore à tracer. Qu'il seroit à souhaiter que des anatomistes éclairés & philosophes tout à la fois, voulussent s'occuper d'une matière aussi importante, & qui souvent par son obscurité, ou plutôt par celle qu'y apportent les gens de l'art, jette les juges dans une perplexité désolante, leur ôte les moyens d'asseoir une décision juste & équitable & laisse sans doute toujours dans leur ame un remords importun, quoique, à la vérité, aussi injuste qu'il est involontaire. D'ailleurs, pourquoi les médecins autant pénleur honneur que pour l'avancement de leur art, ne font-ils pas plus souvent ouvrir les cadavres, surtout lorsque la mort a été suivie de quelques maladies longues & particuliérement de celles qui ont été obscures dans leur marche, dont la cause ne s'est pas montrée bien clairement, ou dont le siège a paru douteux ? Tous les jours on entend les médecins dire, que tel malade est mort d'un abcès dans le cerveau, d'un squirre dans le foye ou dans l'estomac, de concrétions pierreuses dans le poumon, d'un polype au cœur ou dans les gros vaisseaux sanguins & de plusieurs autres maladies semblables, réputées absolument incurables, afin de couvrir leur incertitude ignorante, le traitement ridicule qu'ils ont employé dans le cours de la maladie, & prouver par-là que, quoiqu'on eut fait, le malade ne pouvoit pas guérir (cela m'est arrivé plus d'une fois & j'en rougis, mais j'ai la franchise de l'avouer). Que si au contraire le cadavre eut été ouvert ; on auroit trouvé une toute autre lésion que celle qu'avoit annoncée le docteur & sa bévue mise alors au grand jour, auroit couvert de honte son orgueil déplacé en lui apprenant à reconnoître la véritable cause de la mort ; & l'auroit surtout guéri lui & ses semblables de la ridicule manie d'endormir ainsi le public. Mais aussi en revanche, de quelle satisfaction ne jouiroit pas le médecin prudent & éclairé qui, par ce moyen avantageux, verroit qu'il ne s'est point trompé dans son pronostic, qu'il a parfaitement connu le siège & la nature de la maladie, & que, si cependant la mort s'en est suivie, c'est que la cause qui l'a produite, étoit au-dessus des ressources de l'art & que les bornes de l'esprit humain ne sont pas encore assez reculées pour atteindre le but désiré;

c'est-à-dire, la guérison de certaines maladies que l'expérience & le tems ont jusqu'ici regardé comme très-difficiles, pour ne pas dire, impossibles à guérir.

Si la science des médecins n'est pas encore parvenue à trouver des remèdes contre l'imbécillité naturelle; elle n'a pas été jusqu'ici plus heureuse, pour découvrir les moyens de guérir l'imbécillité accidentelle, celle surtout qui succède à la folie; elle est, pour lors, de l'augure le plus fâcheux & on peut presque pronostiquer à coup sûr, qu'un fou quelconque, qui tombe insensiblement dans l'imbécillité & dans cette espèce d'apathie où ils meurent presque tous, ne recouvrera jamais son bon sens; c'est à peu-près la pierre de touche de l'incurabilité. Le cerveau n'a plus dans cet état aucun ressort; il est dans un affaissement incapable de réaction, qui s'annonce assez par l'inspection de leur physique & l'observation de leur moral; leur vie n'est plus qu'une vie végétative dans laquelle même les organes vitaux ne remplissent leurs fonctions, pour ainsi dire, que par habitude. On peut aussi regarder comme absolument incurables les fous qui rendent leurs excrémens sous eux, exactement comme les animaux, quand même ils ne seroient pas parvenus à l'état d'imbécillité dont on vient de parler: ce symptôme est encore d'un pronostic plus désolant, lorsqu'en les rendant de cette manière, il finissent par les manger, souvent même avec autant d'avidité que le meilleur aliment; c'est alors le comble de la dégradation de l'esprit; ils sont entièrement perdus pour la société; il ne reste plus à l'humanité, qu'à déplorer leur malheureux état, & à les soigner précisément comme on soigneroit l'animal, tout à la fois le plus dégoûtant & le plus stupide.

Les fous furieux, ceux qui sont méchans, insidieux, guérissent difficilement : il seroit peut-être encore possible d'en guérir quelques-uns, si plusieurs obstacles, très-difficiles à surmonter, ne s'y opposoient ; le danger de les approcher, la nécessité d'user de violence que l'on doit cependant employer le moins que l'on peut, sont ceux qui embarassent aussi le plus souvent le praticien le plus humain & le plus expérimenté. Si on ajoute à ces entraves la difficulté de leur faire prendre des remèdes internes, on verra qu'il reste très-peu de ressources à l'art : on pourroit, à la vérité dans ce cas, user d'un baillon pour y réussir, mais outre que, dans une si triste alternative, cette méthode repugne infiniment à tout être pensant, elle deviendroit d'ailleurs autant inutile par le peu d'effet que produiroient des remèdes ainsi avalés, que par la forte repugnance qu'ils occasionneroient à celui auprès de qui on seroit obligé de l'employer. On se trouve donc réduit à des secours externes, & quoique la difficulté ne soit pas moindre, le succès & l'efficacité n'en deviennent pas plus assurés.

Les folies gaies, celles qui reconnoissent pour cause les affections douces de l'ame, telles que seroient l'amour, les différens obstacles à la possession de l'objet aimé, la joie que produit une nouvelle heureuse ou inattendue, un plaisir trop vif & trop subit, ces folies, dis-je, peuvent se guérir encore aisément, surtout quand elles ne sont pas invétérées. Il semble que, dans ces sortes de cas, l'esprit n'a pas contracté cette rudesse, & cette âpreté de caractère que donnent les passions fortes, violentes, ou qui auroient pour germe, la haine, la vengeance, ou toute autre de même nature ; les organes fe trouvent, d'après ces premières affections, beaucoup mieux difpofés à recevoir l'impreffion des moyens curatifs, parce qu'il y a moins de tenfion dans toute l'économie animale ; mais en revanche, les fous de cette efpèce font auffi plus fujets à devenir hébétés, furtout fi on pouffe le traitement trop loin ; & fi malheureufement ils tombent dans un état de ftupeur & d'hébétude, alors ils en réchappent difficilemnt.

Les fous mélancoliques, taciturnes, fournois, qui paroiffent être, pour ainfi dire, dans un état continuel de méditation, qui vous contemplent avec un regard fixe, qui ne répondent point ou prefque jamais aux queftions qu'on leur fait, même en les follicitant vivement, font de très-difficile guérifon. On réuffit rarement à les fortir de cette indifférence opiniâtre, dans laquelle on diroit qu'ils fe plaifent & dont ils paroiffent jouir. Rarement parvient-on à diftraire leur efprit & à les ramener à leur état naturel : vous diriez qu'ils font fortement occupés de quelques idées importantes dont leur imagination ne peut fe défaifir, & je ferois tenté de le croire d'après la fréquente obfervation que j'en ai faite & le long tems que je mettois à la faire & à les contempler. La féchereffe générale de leurs fibres, la lenteur avec laquelle les humeurs circulent dans ces fortes de conftitutions, & furtout cette inaction permanente de leur ame, font autant de caufes qui favorifent leur ftafe dans le cerveau, & tout autant d'entraves qui s'oppofent à l'action des remèdes. Les fous furieux d'un tempérament mélancolique font plus difficiles à guérir que les fous furieux fanguins : chez les premiers, leurs idées de haine, de reffentiment, de fauffes images, font plus fixes & plus inhérentes que chez les seconds, les bains froids & la saignée leur conviennent moins qu'aux sanguins, à qui il faut appliquer un traitement anti-phlogistique.

En général les folies invétérées sont plus difficiles à guérir que les récentes ; celles qui dès leur première apparition ont été abandonnées, négligées, auxquelles on n'a fait aucun remède, ou que l'on a soignées par un traitement contraire à celui qui leur convenoit, le sont infiniment plus que les folies auxquelles on a d'abord porté quelques secours, qui n'ont pas été épuisées par des remèdes trop actifs, trop répétés, où chez lesquelles on a employé une méthode sagement dirigée & qui ne tenoit aucunement à ces routines que l'on applique indistinctement à toutes les folies.

Il est sans doute malheureux pour l'art de guérir & peu satisfaisant pour celui qui l'exerce, de présenter un tableau aussi peu consolant dans le pronostic de cette maladie, soit en général, soit en particulier, parce que d'ailleurs la folie humilie l'orgueil de notre raison. Si donc ce n'est pas la partie de la médecine qui procure à l'artiste le plus de gloire & qui étende le plus sa réputation ; c'est au moins celle qui sera la plus consolante pour le médecin bienfaisant & assez éclairé pour ne pas rendre pire, en aucune manière, l'état de ces infortunés : il en aura toujours assez acquis, lorsque se rendant compte à lui-même de sa conduite, il ne trouvera pas de motifs à se faire aucun reproche, parce qu'il aura rempli son devoir d'homme & d'homme destiné à soulager les maux de ses semblables.

D'après ces intentions, voyons si, en joignant les observations que j'ai faites dans l'hôpital des fous avec l'exactitude la plus attentive, il seroit possible

possible d'atteindre ce but, & de tracer une méthode raisonnable de traiter la folie.

De toutes les parties de la médecine pratique, je l'ai indiqué ci-dessus, & je ne crains pas de le répéter, celle de guérir les fous est la plus difficile, la plus délicate & en même tems la plus ingrate & la plus rebutante. C'est surtout cette partie qui exige un usage constant de la philosophie, sans le secours de laquelle les efforts du médecin seront toujours très-bornés & très-infructueux ; il lui faut surtout beaucoup de patience & de douceur, & il ne doit pas d'abord désespérer des moyens, même les plus ingénieux, qu'il auroit mis en usage pour leur guérison. Le point essentiel est qu'il soit assez éclairé pour développer, si la cause de la folie naît d'un excès d'irritabilité dans le système nerveux, ou de son atonie & de son engourdissement. Mais quelle qu'en soit la cause, il n'est pas moins nécessaire au médecin de gagner la confiance des fous soumis à ses soins, & de trouver surtout dans la fécondité de son esprit, des secours moraux pour les ramener à la raison. Quoiqu'il soit encore malheureusement douteux parmi quelques praticiens, si les distinctions qu'on a fait de la folie & de ses variétés, ne doivent pas mettre de la différence dans la manière de la traiter ; cependant il ne faudroit pas croire que c'est par la quantité des remèdes qu'on doive guérir cette maladie ; le régime, l'exercice, la liberté & surtout beaucoup de douceur dans les discours qu'on leur tient & dans les manières qu'on emploit auprès d'eux, forment une méthode de guérir, beaucoup plus sûre & plus raisonnable.

Mais, conviendroit-il pour guérir les fous, de flatter l'objet de leur folie ; où faudroit-il prendre le contre-pied ? D'après mes recherches sur ce point de pratique, j'ai presque toujours observé, si ce sont des maniaques, des fous furieux, que plus on les irritoit, plus on contrarioit leurs idées, où qu'on ne parut pas acquiescer à leurs opinions extravagantes ; plus aussi on augmentoit leur délire, plus on échauffoit leur imagination, souvent même à un point d'exaltation incroyable. Il survient alors une forte agitation dans le cours de leurs humeurs, le pouls s'accelere & devient plus fréquent, la chaleur paroît augmentée, par la rougeur du visage & le feu étincelant de leurs yeux ; ils parlent avec une volubilité étonnante ; ils s'agitent, vont & viennent, sans avoir un instant de repos : si le fou que vous avez ainsi agacé, est surtout de l'espèce de ceux dont j'ai parlé ci-devant, vous êtes assuré qu'il ne reprendra pas de long-tems une assiete tranquille. Tous ces mouvemens se communiquant principalement au cerveau, ce viscère en reçoit une telle excitation, qu'elle produit une surcharge d'idées ; elles se croisent toutes, s'étouffent, pour ainsi dire, par la confusion qui en résulte, & le tems seul peut calmer ce mouvement extraordinaire qu'on y a imprudemment causé. Il faut donc, surtout, avoir grand soin de ne pas les irriter en reveillant leur passion dominante ou l'objet qui a causé la folie, soit par des discours, soit par la présence même des objets. Ajoutez à cela qu'en contrariant ainsi ces malades dans l'objet de leur folie, il n'est pas nécessaire d'y revenir à plusieurs reprises, pour que le pauvre malheureux, qui n'a souvent de mémoire pour aucune chose, ne se ressouvienne très-bien de la résistance que vous lui avez opposée, & ne prenne alors non-seulement un travers, mais le plus souvent une haine forte & décidée contre vous, dont rien ne pourra le faire revenir; & par-là, vous vous ôtez un moyen réel, si non de guérison, tout au moins de soulagement pour cet infortuné.

Un homme qui avoit la folie de se croire sorcier, fut guéri de sa folie par *Gassendi*, de la manière suivante: ce philosophe célèbre persuada à cet homme qu'il vouloit être sorcier comme lui; il lui demanda de sa drogue & feignit de s'en frotter; ils passerent la nuit dans la même chambre: le sorcier endormi s'agita & parla toute la nuit; à son reveil, il embrassa *Gassendi*, & le félicita d'avoir été au sabbat; il lui raconta tout ce que *Gassendi* & lui avoient fait avec le bouc. *Gassendi* lui montrant alors la drogue à laquelle il n'avoit pas touché, lui fit voir qu'il avoit passé la nuit à lire & à écrire, & parvint par-là à tirer le prétendu sorcier de son illusion (*).

Je ne serois pas d'avis non plus, qu'on flattât jusqu'à un certain point, le sujet principal qui auroit rendu un homme fou: je ne pense pas qu'on doive trop le bercer dans ses idées, parce que ce seroit pour lors vouloir perpétuer son état; il abonderoit dans son sens, si je puis me servir de cette expression, & son imagination rouleroit continuellement autour d'un cercle dont il ne sortiroit jamais, par le penchant qu'auroit acquis le cerveau de produire & reproduire toujours les mêmes idées.

Il y a donc un terme moyen à saisir, pour la guérison des fous, entre contrarier l'objet de leur folie & le flatter. J'avoue de bonne foi que c'est

---

(*) Essai sur les mœurs, tom. VI. pag. 285.

là *le point difficile* ; les praticiens y ont peu réfléchi, ou l'ont absolument négligé ; pour moi, je le regarde comme un des principaux secours dans cette maladie. C'est dans ces circonstances où le médecin doit tirer des ressources de son génie, le plier au caractère de l'insensé, & le devenir, pour ainsi dire, lui même. On criera, sans doute, au paradoxe, lorsque je dirai qu'il faut presque sans cesse parler raison aux fous, quand même ils ne l'entendent pas ; quoiqu'ils n'y font pas attention, & qu'ils continuent à déraisonner : à force de constance & de persévérance dans ce moyen, on réussit quelquefois à les ramener : il est vrai que cela n'arrive pas toujours ; mais j'ai plus d'une observation du succès de cette manière d'agir avec eux.

Je suis si éloigné de penser qu'on doive contraindre les fous, que je crois même qu'on ne devroit pas les renfermer ; surtout lorsqu'ils ne sont ni furieux ni méchans, ou au moins, lorsqu'ils ne le sont pas à un point de faire courir du danger à ceux qui les approchent ou qui sont obligés de les servir. Je suis intimement persuadé qu'il y a plusieurs fous qui le sont devenus, parce qu'on les a d'abord, & trop tôt fermés ; & beaucoup d'autres aussi, parce qu'on les y a toujours, & trop long-tems tenus. Je ne pourrois, malheureusement, que trop citer des observations de ce genre ; mais aussi il me seroit aisé, si le silence dans cette matière n'étoit une loi sacrée, d'en citer de plus heureuses, où m'étant fortement opposé à ce qu'on ne fermât pas certains fous, ils sont cependant revenus à la raison & ont totalement recouvré leur bon sens, en les laissant, d'après mon conseil, jouir de leur liberté.

Il n'est pas douteux qu'on réussiroit peut-être à

guérir un plus grand nombre de fous ; si libres dans un clos vaste, spacieux & agréable, mais cependant sûr, ils pouvoient aller, venir, se promener à leur gré & jouir d'un air plus sain & moins infect que celui qu'ils respirent communément dans leurs cachots. On pourroit même destiner quelques-uns des domestiques à leur seule surveillance, & qui les garderoient à vue pour empêcher leur évasion, s'ils vouloient la tenter. Je sens que cela deviendroit peut-être couteux, & que cette surveillance paroîtra sans doute, du premier abord, d'une exécution difficile & peu ordinaire : mais, que ne devroit-on pas faire & pourquoi ne le feroit-on pas, si ce moyen pouvoit seulement rendre la santé à un seul des fous d'un hôpital ? Ne seroit-ce pas déjà bien mériter de l'humanité, que de procurer à ces infortunés la satisfaction de jouir d'une espèce de liberté, qui, quoiqu'à la vérité purement mécanique, leur donneroit cependant la facilité de se promener, & de se distraire de leurs idées extravagantes, par les différens objets que la nature offriroit sans cesse à leurs yeux ? Ce moyen me paroît d'autant plus nécessaire à employer, qu'un symptôme commun à tous les fous, est celui de toujours vouloir sortir de leurs cachots, quand ils y sont fermés ; & de chercher à s'évader pour peu qu'ils en puissent trouver l'occasion, ou saisir le moment. C'est, de toutes les observations faites sur ces malades, celle que j'ai trouvée la plus constante, la plus frappante & sur laquelle on peut compter en toute certitude. Je n'en ai jamais visité aucun, même des plus furieux & des plus constamment insensés, qui, avant de le quitter, n'ait interrompu sa fureur, ou le torrent de ses idées sans suite, de ses propos extravagans, pour me demander de le laisser sortir de son cachot. J'ai souvent acquiescé à leur demande, j'y mettois même une sorte de complaisance délicieuse, & je n'ai jamais eu lieu de m'en repentir. Et qui sait, si ce n'est pas le cri de la nature qui se fait entendre dans ce cas là & qui inspire ce desir aux insensés pour leur bien, de la même manière & par le même mécanisme qu'elle fait appéter la boisson aux fébricitans! Le praticien ne doit-il pas ici étudier la nature & la suivre, comme il est obligé de le faire dans les autres affections du corps?

On a observé que la situation horizontale du corps est nuisible à tous les fous & plus encore aux fous furieux. Il faut autant qu'il est possible les faire rester debout, & même les y engager pour diminuer la plénitude, la tension des vaisseaux du cerveau & empêcher par-là de nouvelles irritations dans cet organe; on doit par conséquent les laisser promener autant que peut le permettre leur état. Il est de même très-essentiel d'écarter tous les objets, qui, soit par la vue, soit par l'ouie, ou par quelques-uns des autres sens, pourroient rappeler leurs anciennes idées & leurs diverses associations. Il faut encore, par la même raison, empêcher aux étrangers de les voir, & rarement le permettre à ceux de leur connoissance : ce précepte doit être observé très-rigoureusement ; j'ai eu occasion de remarquer très-fréquemment, que les visites, que l'on fait aux fous, leur sont généralement préjudiciables, même de la part du médecin, quoiqu'il ne leur prescrive aucune espèce de remède, & sans leur en avoir même jamais prescrit. Souvent, pour ne pas dire, toujours, la tranquillité d'esprit & de corps dont ils jouissent pendant quelques instans dans leurs cachots, est troublée par l'apparition de ceux qui viennent les visiter : s'ils dorment, on les reveille & avec eux toutes leurs idées extravagantes : s'ils ne dorment pas & qu'ils soient comme dans une espèce d'apathie ou de tranquillité ; frappés de l'objet qui se présente à eux, leur imagination s'échauffe, les idées se succedent rapidement les unes aux autres, les propos analogues s'ensuivent, ils s'agitent, parlent sans relâche, & cette excitation une fois commencée, augmente insensiblement & continue souvent pendant plusieurs heures de suite, sans qu'il soit possible de les calmer par aucun moyen ; on y parviendroit même plus aisément si on les trouvoit déjà dans cet état, lorsqu'on ouvre leurs cachots pour leur porter de la nourriture, ou leur rendre quelqu'autre service : la visite qu'on leur fait, devient pour lors un calmant ; elle met, pour ainsi dire, un entrave à la fougue ou au torrent de leurs idées, les suspend ou en arrête le cours ; elle donne souvent à ces malheureux quelques intervalles assez long de répit, les ramène, sinon à la raison pour quelques momens, du moins leur procure un bien être & une tranquillité dont ils ont très-fort besoin, & qu'il n'est pas toujours aisé d'obtenir, par les moyens même les mieux imaginés. J'ai souvent moi-même & sans le vouloir, occasionné ces variations, & j'en ai fait la triste observation en les visitant comme médecin. Lorsqu'en entrant dans le cachot d'un de ces foux furieux, maniaques, je le trouvois reveillé & tranquille, ou endormi sur son grabat ; alors sortant tout à coup, à ma vue, de son état, il commencoit à s'agiter, à parler sans cesse & sans suite, à se promener haut & bas sans vouloir ni m'écouter ni me répondre ; & forcé pour lors de l'abandonner, j'avois le regret, dès que j'étois sorti, d'entendre les propos discordans qu'il tenoit, de m'appercevoir de la colere dans laquelle il entroit & du degré d'agitation où il parvenoit. Souvent j'ai eu la constance de rester long-tems à la porte du cachot pour juger de l'intensité & de la durée de l'état affreux où malgré moi je l'avois jeté, tandisqu'au contraire mon intention n'avoit été que de lui faire du bien. Mais aussi j'ai eu quelquefois la douce satisfaction de les calmer, lorsqu'en les visitant je les trouvois dans leurs accès de folie ; ils s'appaisoient dès que je paroissois ; le calme de leur esprit succédoit au trouble de leurs idées ; ils répondoient avec justesse aux questions que je leur faisois ; ils paroissoient pour quelque tems avoir recouvré la raison ; & si je ne les avois pas guéri complettement, du moins j'avois suspendu leur maladie, & certainement je les avois consolés. Pourquoi ne dirois-je pas que, c'est souvent à ce seul secours que devroit se borner tout l'emploi du médecin ?

Mais quels moyens, demandera-t-on sans doute, faudra-t-il donc employer pour contenir les fous ? Je réponds d'abord, que ces moyens ne sont pas faciles à déterminer & qu'ils exigent beaucoup de prudence dans le choix qu'on doit en faire. C'est précisément dans ce point de pratique, où presque tous les auteurs ont échoué ; je ne me flatte pas d'en imaginer de meilleurs, ni de bien merveilleux, mais, à coup sûr, je ne serai jamais d'avis qu'on mette en usage aucun de ceux qui sont durs & violens ; je pense au contraire qu'on doit le plus souvent se servir, auprès de ces malades, des plus doux & des plus humains ; & c'est bien ici où une philosophie sage & éclairée devra particuliérement être le guide du médecin. Le célèbre *Cullen* recommande une chemisette serrée au corps, comme

le

le meilleur moyen pour contenir les fous qui font furieux; mais, comment leur vêtir cette chemisette dans leurs accès de fureur, sans qu'il y ait du danger pour celui qui voudra l'entreprendre ? Avec quelle colère & avec quelle force ne se défendront pas ceux à qui il s'agira de l'endosser ? Comme ils ne sont pas, à la vérité, continuellement furieux, on pourroit, dira-t-on, saisir ces instans de calme pour la leur mettre. Mais, chez les maniaques, chez ceux dont la folie est colérique & à qui un rien cause une irritation violente, cet acte de force & de rigueur, cette espèce de lien qui va enchaîner le peu de liberté qui leur reste, ramenera bientôt leur fureur & les jetera peut-être dans un état cent fois pire que celui qu'on aura voulu contenir; & dont la durée, d'après l'expérience, s'étendant beaucoup au-delà de ce qu'on pourroit imaginer, fera regreter de s'en être servi. Il sembleroit donc que ce moyen est insuffisant, & que s'il n'est pas absolument vicieux, il remplira difficilement le but qu'on s'est proposé dans ce cas. Le même auteur recommande encore la peur comme un secours, qui diminuant l'orgasme excité dans le cerveau des fous irascibles, peut en calmer les accès. J'adopterois d'autant plus volontiers ce moyen (quoique cependant il ne faille pas en abuser), que l'expérience m'a fait reconnoître, qu'il manquoit rarement son effet, & que d'après elle je m'en suis, plusieurs fois, servi avec succès. Je crois néanmoins que, tout comme l'ame s'habitue tellement à une passion quelconque, qu'à la fin cette passion ne produit plus sur elle, la même impression qu'elle causoit dans le commencement : de même le cerveau se feroit à cette habitude *de peur*, à un tel point, qu'elle deviendroit absolument infructueuſe. D'ailleurs, il y auroit à craindre que ce moyen ſouvent répété, ne portât un trop grand relâchement dans les vaiſſeaux de ce viſcère, en empêchât la réaction ſi néceſſaire à la guériſon, & ne produiſît enfin une telle apathie, qu'elle jeteroit les malades dans une imbécillité abſolument incurable, ſurtout chez ceux qui y ſeroient déjà prédiſpoſés. Au reſte, qu'eſt-il beſoin de chercher des moyens mécaniques pour contenir les fous dans leurs fureurs, puiſqu'un praticien auſſi célèbre que *Cullen*, n'en a trouvé aucun qui fût tout à la fois facile & vraiment ſalutaire?

Après avoir indiqué quelques-uns des moyens curatifs de la folie, tirés d'une philoſophie ſage, prudente & éclairée; voyons quels ſont ceux qu'une pratique bien dirigée & fondée ſur l'obſervation, peut conſeiller & mettre en uſage avec ſuccès dans cette maladie.

La ſaignée paroît d'abord le ſecours le plus utile, & c'eſt celui qui en général eſt le premier & le plus ordinairement employé. Se préſente-t-il un fou furieux, un fou méchant? Le commun des hommes, & même le commun des médecins, prononcent tout de ſuite, qu'il faut le lier & le ſaigner; ſouvent ſans examiner ce qui aura précédé, & plus ſouvent encore ſans s'informer, ſi on n'a pas donné occaſion à ſa fureur, à ſa méchanceté, ou au retour de l'une ou de l'autre. Sans doute la ſaignée eſt un grand remède dans cette maladie; mais elle n'eſt vraiment utile & néceſſaire que dans les commencemens; & elle eſt décidément nuiſible, lorſque la folie eſt invétérée. Si le malade eſt jeune, s'il eſt d'un tempérament ſanguin, ſi c'eſt un athlète, ſi, dans ſes accès de fureur ou de méchanceté, il donne en même tems des preuves non équivoques d'une force peu commune, & surtout s'il est dans les premiers tems de sa folie; n'hésitez pas de lui faire tirer du sang, dont la quantité devra être proportionnée à tous les signes qu'on vient de décrire. La saignée du pied faite par une très-large ouverture, opère souvent des prodiges; la prompte révulsion des humeurs qu'elle produit, par ce mécanisme, dans les vaisseaux du cerveau, dégage souvent ce viscère de la surcharge du sang qui les oppressoit; elle y établit une circulation plus douce, plus égale, le rend en même tems moins irritable & ramène quelquefois le calme dans les idées, d'une manière surprenante. Ne vous effrayez pas quand même le malade tomberoit en défaillance; elle est d'un augure favorable; & souvent on a vu un fou, prendre une syncope dans des cas pareils, & revenir delà, au grand étonnement des assistans, absolument raisonnable. La saignée de l'artère temporale & celle des jugulaires, ont aussi souvent été faites avec beaucoup de succès; c'est à la proximité du lieu affecté, que sont dûs les bons effets de l'une & de l'autre de ces deux opérations; elles se font trop immédiatement pour ne pas être extrêmement salutaires; & il n'est pas douteux qu'elles le seroient encore davantage, si la main du chirurgien pouvoit porter sa lancette, dans les vaisseaux même du cerveau. Souvent on est obligé de réitérer la saignée chez les fous; c'est à la prudence du médecin que doit surtout être confiée la seconde ou la troisième évacuation sanguine; il n'aura pas même failli, quand il auroit économisé cette liqueur précieuse dans laquelle réside la vie; & il aura fait une très-grande faute, s'il a excédé. Le malade tombe alors dans une atonie, dont rien ne peut le relever; & il s'enfuit une stupeur & une hébétude, que je regarde comme les plus mauvais symptômes, parce que je n'en ai jamais vu revenir aucun, ou du moins très-rarement, lorsqu'ils parviennent à cet état. Gardez-vous bien de suivre, dans le traitement de la folie, la routine meurtrière pratiquée dans certains hôpitaux, où l'on saigne, à plusieurs reprises, tous les fous, indistinctement, sans trop considérer, si la folie est récente ou ancienne, si la constitution du malade est sanguine ou non, s'il est jeune ou avancé en age, robuste ou foible; si la folie n'est point occasionnée par des excès quelconques, & surtout par ceux de l'amour; ou bien, si peut-être elle ne provient pas d'un vice contraire.

Je fus consulté, il y a quelques années, par écrit, pour un jeune homme dont la tête commençoit à s'aliéner; je demandai à voir le malade de près, pour m'assurer de la cause de cette aliénation, surtout à cet age: on me l'amena; à l'inspection de son visage, au maintien de son corps & à certaines réponses qu'il me fit à ce que je lui demandois, je fus aussitôt persuadé que la masturbation étoit la cause de sa maladie. Cependant voulant, pour plus de sûreté, en tirer l'aveu, même de sa bouche; pour y réussir, je lui demandai son pouls; il s'y refusa d'abord, imaginant qu'il m'indiqueroit la vérité; je pressai vivement, & il résistoit; j'insistai d'un ton ferme & sévère en lui prenant le poignet, & lui tâtant le pouls pendant plus longtems qu'on ne le fait communément, je lui dis hardiment & du même ton: *Monsieur, votre pouls m'indique que vous vous êtes adonné depuis longtems à une habitude vicieuse, qui va vous faire devenir fou, si vous persistez à vous y livrer* (&

je dois avouer que son pouls ne m'annonçoit que de la foiblesse & un mouvement frétillant, suites de sa manœuvre, & il ne pouvoit guère m'indiquer autre chose); le jeune homme resta stupéfait, rougit, me balbutia ce que je voulois savoir, assez distinctement cependant, pour m'arrêter dans mes perquisitions & ménager son embarras. Je le renvoyai, en lui assurant très-positivement, que, s'il continuoit à suivre ce malheureux penchant, il tomberoit certainement dans la folie & qu'on seroit obligé de le fermer. J'avertis les parens de la cause du mal, je leur fis dire que l'absolue cessation de cette habitude étoit le seul remède que j'ordonnasse, & que c'étoit à eux à veiller, pour qu'il ne la continuât pas. Le jeune homme en effet docile à mes conseils, frappé du pronostic & des suites où l'entraîneroit cette manœuvre, cessa pendant assez long-tems d'y revenir; il reprit de l'embonpoint & un bon coloris dans le teint; sa tête revint à son assiette naturelle & il se remit à ses études. Mais soit par la fréquentation de ses camarades, soit plutôt par la force du penchant & de l'attrait qui y est attaché, il recommença son train de vie, retomba dans un état pire qu'auparavant & l'aliénation devint si forte qu'on ne savoit quel parti prendre. On consulte un chirurgien pour lui porter quelques secours; l'esculape de campagne, quoiqu'averti sur la cause de la folie, ne vit rien de mieux que de prodiguer d'abord, à large dose, le remède de son métier, qu'il eut soin de réitérer jusqu'à trois fois; voyant qu'à la première le mal, bien loin de diminuer, augmentoit encore. Enfin il manœuvra si bien, qu'à la troisième saignée le jeune homme tomba dans un affaissement & une imbécillité dont il ne s'est jamais relevé. Victime de cette routine dont j'ai parlé ci-devant, & de l'examen peu réfléchi de l'homme de l'art à qui on s'adressa ; le jeune infortuné seroit aujourd'hui rentré dans la société, si, au lieu d'aggraver la cause de sa folie par des saignées, on eût d'abord usé du moyen que j'avois suggéré ; si on y avoit ajouté quelques fortifians, & si on avoit eu la patience de laisser ensuite agir la nature, qui, en reprenant peu à peu ses droits, auroit insensiblement ramené la raison.

Enfin, avant de prescrire la saignée contre la folie, il faut encore considérer, si la cause, au lieu d'avoir son siége dans la tête, ne réside pas dans quelques-uns des viscères du bas-ventre. Mais, aussi combien y en a-t-il qui sont malheureusement sacrifiés à cette pratique des hôpitaux, & dont les résultats, s'ils étoient suivis de près, prouveroient clairement, combien on a contribué à leur incurabilité absolue, parce que, comme je l'ai déjà dit, ils deviennent presque tous absolument imbécilles.

L'émétique paroît, après la saignée, tenir le premier rang parmi les remèdes qu'on administre aux fous. Plusieurs praticiens s'en servent & le recommandent comme un moyen propre à donner une secousse à toute l'économie animale, & qui parvenant à intervertir le cours régulier du fluide nerveux, peut métamorphoser, qu'on me pardonne l'expression, les idées extravagantes & disparates en idées raisonnables & conformes au bon sens. Quant à moi, je regarde l'émétique en général comme très-nuisible dans la folie, & je n'oserois le prescrire ni le conseiller, que dans le seul cas où je serois assuré que la cause de cette maladie auroit son foyer dans l'estomac, ainsi que je l'ai vu arriver deux fois ; ou qu'elle proviendroit de quelque engorgement humoral dans les viscères du bas-ventre. L'action de l'émetique est de pousser le sang au cerveau par les carotides, & d'en empêcher le retour par les jugulaires ; ce concours ne peut donc qu'augmenter la plénitude des vaisseaux de la tête. L'émetique pousse bien aussi à la surface du corps, & par là pourroit peut-être contribuer à la déplétion des vaisseaux cérébraux, mais son premier effet étant plus certain, plus constant & plus mécanique, il ne peut que devenir, par conséquent, infiniment dangereux.

Si l'émetique est un remède qu'on doive très-rarement employer chez les fous, il n'en est pas de même des purgatifs ; ceux-ci produisent, le plus souvent, de très-bons effets. On sait que les fous mangent beaucoup, que s'ils sont abandonnés à eux-mêmes, ils ne mettent aucun choix dans la qualité des alimens ; & que dans les hôpitaux, on est nécessairement forcé par économie, à ne leur donner qu'une nourriture commune, grossière & conséquemment indigeste ; qu'ils ne laissent pas cependant, de dévorer avec une sorte de gloutonnerie qui leur est propre. Leurs digestions sont donc presque toujours imparfaites ; & delà des humeurs successivement mal élaborées, qui paroissent exiger des évacuations répétées de tems en tems ; & ce qui le prouveroit encore mieux ; c'est que j'ai observé les fous être fort sujets à la diarrhée ; qu'alors ils sont moins furieux & leurs propos moins extravagans. D'ailleurs, l'expérience confirme tous les jours aux praticiens, que les purgatifs soulagent en général & diminuent les maladies de la tête, par la dérivation des humeurs qu'ils occasionnent du côté du tube intestinal.

Mais, de tous les remèdes propres à soulager ou à guérir la folie, l'opium est vraiment le plus héroïque, surtout lorsque les fous sont maniaques & portés à la fureur ; à moins cependant qu'il n'y eût quelque lésion organique dans le cerveau : il calme les agitations violentes auxquelles ils ne sont que trop sujets ; il ramène une sorte de régularité dans la circulation & rétablit l'ordre dans leurs idées : de noires & ténébreuses qu'elles sont ordinairement, l'opium les rend gaies & plus analogues à leur caractère primitif ; le pouls devient lent & tard ; leur physionomie se déride & s'adoucit, les traits n'en sont plus si fortement désorganisés & tout leur maintien reprend son état naturel. Ce secours est d'autant plus utile que, pendant ces momens de tranquillité, il est plus facile de leur en administrer d'autres & qu'on peut plus aisément disposer d'eux. D'ailleurs quand on ne feroit par ce moyen, que suspendre leurs accès ; ne doit-on pas compter pour beaucoup, celui de procurer à ces infortunés des momens de calme & de repos, & de renaître, pour ainsi dire, à un nouvel état dont ils n'avoient pas senti la jouissance depuis long-tems. Il ne faut pas croire que ce remède doive être donné aux doses ordinaires, il ne produiroit, dans cette circonstance, que très-peu ou point d'effet. Il est confirmé par l'expérience, que les acides énervent & détruisent même l'action de l'opium, ils sont reconnus pour l'antidote de cette substance ; or, comme les humeurs des fous sont toutes imprégnées d'une acidité surabondante & exaltée, ce dont on s'apperçoit manifestement par l'odeur qu'exhalent leur transpiration & leurs autres excretions ; & que les sucs de l'estomac déjà acides de leur nature, contractent encore cette
qualité

à un plus grand degré d'intensité ; on ne doit donc pas être surpris que ce médicament donné aux doses, à-peu-près, auxquelles le prescrivent ordinairement les médecins dans le cours de leur pratique, manquât absolument son effet, & qu'au contraire, en les agitant, il augmentât infiniment leur loquacité, leur colère, leurs fureurs ; en un mot, tous les symptômes violens de cette cruelle maladie. Je n'ai jamais employé que le *laudanum liquide de sydenham* (*), ou l'*opium* en substance ; & si on donne communément dans la pratique, l'un à 25 ou 30 gouttes, & l'autre à un grain ou un grain & demi, d'une seule dose ; il ne faut pas craindre d'ordonner le premier à 40 ou 50 gouttes, & le second à deux grains & demi, ou trois grains par fois. Ce n'est qu'en portant ce remède à un semblable point, & quelquefois même plus haut, qu'il peut avoir quelque efficacité. Les forces, l'age, le tempérament & le degré de folie seront d'ailleurs la vraie boussole, qui dirigera la prudence du médecin, dans ces cas difficiles & délicats.

Le camphre est à l'égard des fous, dans le même cas que l'opium ; il paroît encore mériter la préférence, tant à cause de sa vertu calmante & narcotique, que par son odeur vive & pénétrante, dont l'action se porte promptement & immédiatement

―――――――――――――――

(*) Le *laudanum liquide de sydenham*, est une composition dans laquelle entrent l'opium en substance, le safran oriental, la canelle & les clous de girofle, que l'on met en digestion au bain-marie pendant trois jours, dans du vin d'Espagne.

Ce seroit une pédanterie que d'avoir fait cette note pour des médecins ; je suis bien éloigné de penser que ceux qui pratiquent la médecine, puissent ignorer quelle est la préparation de ce remède, & encore moins qu'ils osassent en prescrire aucun sans le connoître ; mais comme je pourrois avoir d'autres lecteurs que des gens de l'art ; c'est pour ceux-là que j'ai jugé à propos d'en détailler la composition.

sur tout le système nerveux ; & on ne doit pas mieux hésiter, pour celui-ci, que pour l'opium, d'en exceder les doses ordinaires, si on veut obtenir des succès heureux : souvent même il m'est arrivé d'avoir combiné ces deux substances ensemble, & d'en avoir obtenu de bons effets. Qu'on ne croye pas cependant, que ces deux remèdes soient des spécifiques dans la folie, quoiqu'ils aient passé pour tels, ainsi que le saffran, le castoreum & le musc, auxquels on avoit gratuitement accordé une qualité inhérente & intrinseque, capable de rétablir les désordres de la raison & de l'imagination ! Prétentions vaines, trompeuses & propres à séduire les praticiens trop crédules ! Puisque souvent il est arrivé, que le même remède, qui avoit réussi chez un fou, avoit augmenté la maladie chez un autre. L'opium, qui plus est, paroît être de ce nombre ; & le sentiment des praticiens est même assez partagé sur ses effets dans ce cas. J'ai malheureusement souvent observé, que l'opium, le camphre & beaucoup d'autres moyens n'avoient que peu d'empire sur cette maladie ; & qu'après plusieurs essais de ce que le raisonnement étayé de l'expérience la mieux suivie, pouvoit me suggérer de plus analogue à la situation des malheureux soumis à mes soins, je n'ai recueilli que le triste fruit de les avoir inutilement tourmenté, & souvent je me suis apperçu, que je n'étois pas plus avancé qu'auparavant. Heureux encore, lorsque je n'avois pas aggravé leur état !

Je ne conseillerois pas non plus, d'avoir beaucoup de confiance en l'hellebore, quoiqu'il ait été regardé comme le seul & vrai spécifique contre la folie, & qu'il soit certain qu'il ait quelquefois opéré des miracles. Hippocrate, à la vérité, en fait les plus grands éloges ; mais auſſi il ne le recommande qu'avec beaucoup de circonſpection ; après avoir préparé le malade auparavant, & encore chez des ſujets forts & robuſtes : les anciens n'en ont, de même, uſé qu'avec la plus ſage retenue. On a cru que cette ſubſtance agiſſoit ſpécifiquement ſur le cerveau & ſur les organes immédiats des ſens ; les vrais médecins ſeront facilement déſabuſés de cette erreur ; l'eſtomac & les inteſtins ſont bien plutôt ceux, ſur leſquels il exerce immédiatement ſon action ; & ſon effet ſur le cerveau ne peut être que ſécondaire, tel que ſeroit celui de tout autre émétique ou purgatif. On trouve, dans Pline le naturaliſte, que *Mélampe* guérit de la folie les filles du roi Prœtus, avec l'hellebore : cela peut bien être arrivé ; mais il faut être en garde ſur tous ces divers contes ; & d'ailleurs il y a long-tems qu'on n'ajoute plus trop de croyance à nombre de ceux qui ſont rapportés dans les œuvres de cet auteur célèbre.

On a encore beaucoup préconiſé les bains dans le traitement de la folie, ſurtout ceux de rivière ; ou les bains froids domeſtiques, lorſqu'on n'eſt pas à portée de les baigner dans une eau courante. L'eau froide verſée en manière de douche, ſur la tête des fous, après les avoir fait raſer ; la glace appliquée ſur cette partie, comme une calotte, ſont encore des moyens fort avantageux, & qui ont quelques fois produit de très-bons effets : je penſe même que ces ſortes de ſecours, eu égard à leur utilité, ne doivent point être négligés, & qu'il ne faut pas les conſidérer comme tout à fait indifférens. En général le froid n'eſt pas abſolument nuiſible aux fous, puiſqu'on obſerve qu'ils le ſupportent à un degré très-conſidérable, & auquel nul être raisonnable ne pourroit résister sans se plaindre. Les bains chauds peuvent aussi convenir dans cette maladie, mais seulement dans les tempéramens où la fibre est seche, roide & tendue, & surtout chez les mélancoliques. On réussit aussi quelquefois en leur versant de l'eau froide sur la tête en même tems qu'ils sont dans le bain chaud ; le saisissement occasionné par ce contraste subit & inatendu peut opérer une révolution dans le cours des liquides du cerveau & ramener en même tems une égalité uniforme dans leur circulation & conséquemment de la justesse dans les idées.

Lorsque la folie n'est pas invétérée, que le malade n'est pas d'une constitution délicate, ou sujet aux maux de nerfs ; il a souvent été utile de raser la tête, d'y faire des frictions avec une brosse un peu forte, ou simplement avec la main imprégnée de quelques essences aromatiques, spiritueuses & pénétrantes, telles que seroit *le baume de Vinceguere* (*) ; ou même encore d'y appliquer des vessicatoires, dont on entretiendroit la suppuration pendant quelque tems : on peut encore tenter, dans le même cas, une application de ventouses seches sur la même partie, & mettre ensuite des sang-sues sur l'élévation du cuir chevelu, produite par les ventouses.

C'est à quoi se bornent, à peu près, tous les moyens qu'on peut mettre en usage dans le traitement de la folie ; tirés la plûpart, des secours que fournissent l'art de la chirurgie & celui de la pharmacie, ils m'ont paru jusqu'à présent très-bornés, pour ne pas dire presque insuffisans,

---

(*) On trouve la composition de ce baume dans les élémens de pharmacie de Baumé Pag. 402 de la 2. édit.

si on n'y en joignoit quelques-uns, que suggèrent la gymnastique, l'hygiène; & cette philosophie, l'*hygiène de l'ame*, qui seule doit avoir une plus grande influence sur l'esprit de ces malades, que tous les agens physiques employés jusqu'ici. Dans le nombre de ces différens moyens, un travail assidu, constant & pénible (si on pouvoit le mettre en pratique), des voyages & le changement de climat ou de situation, ont souvent fait plus de bien aux fous que tous les autres secours, surtout à ceux dont l'imagination a été troublée par des actions trop vives. Les anciens médecins employoient fréquemment cette ressource; c'est au praticien instruit surtout des effets que produisent les causes physiques, à choisir l'air & le climat qui peuvent convenir, suivant la nature & le caractère de la folie, comme les plus propres à sa guérison. En général les pays trop chauds ou trop humides, ou chauds & humides tout à la fois, fomenteroient plutôt cette maladie que de la détruire, puisqu'il est d'expérience que les vents du midi affectent singuliérement la tête.

Partout, on a la coutume de tenir les fous enfermés dans des cachots, d'où on leur permet rarement de sortir. L'expérience me force à croire que cette méthode, quoique quelquefois absolument, mais cependant plus rarement, nécessaire qu'on ne pense, est des plus contraires à leur guérison. J'ai observé que, lorsqu'ils ne sont pas extrêmement furieux (& il s'en faut de beaucoup qu'ils le soient tous & toujours), leurs accès sont moins violens & moins fréquens, si on leur fait prendre l'essort: on diroit que la liberté physique, dont on les fait jouir, en les mettant hors de leurs antres, leur rend en partie la liberté de l'ame; l'imagination le calme & s'étend à proportion de l'étendue de l'atmosphère dans laquelle ils respirent ; la majesté de la nature les distrait, elle fait diversion à leurs idées extravagantes qui paroissent alors devenir moins fougueuses, acquérir plus de suite, plus de liaison, & on y découvre moins d'incohérence. Le calme à la vérité cesse, lorsqu'il faut les faire rentrer dans leurs réduits ; cet état de tranquillité disparoît, la confusion dans les idées recommence & les fureurs devenues plus violentes, feroient abandonner pour toujours cette pratique, si l'expérience ne prouvoit que tout cela n'est que momentané, & qu'en s'opiniâtrant, pour ainsi dire, à les sortir plusieurs fois de suite, on les voit peu à peu s'accoutumer à cette espèce de régime ; l'état de violence diminue insensiblement au point qu'ils montrent autant de tranquillité, quand on les fait rentrer dans leurs loges, qu'ils témoignoient de contentement lorsqu'on les en a sorti.

Je pense donc, qu'on doit les tenir fermés le moins que faire se pourra. Je sens que la chose paroîtra difficile au premier coup d'œil ; plusieurs la jugeront même impraticable. Mais, que ne devroit-on pas tenter pour guérir cette maladie, puisque la plupart des moyens qu'on emploit, sont presque reconnus insuffisans ! Et quand, par cette méthode, on ne parviendroit à débarasser qu'un seul des malheureux qui en est atteint ; croiroit-on ne pas avoir fait beaucoup ; & le mortel qui l'auroit rendu à sa raison, à ses parens, à la société, ne mériteroit-il pas, à juste titre, une couronne civique ! D'ailleurs la chose n'est pas si impossible qu'on l'imagineroit d'abord ; il suffiroit seulement d'avoir des gens doux, humains, complaisans, pour les sortir de leurs cachots. On les laisseroit en liberté dans un clos vaste, mais fermé par des murs ; les gens préposés les accompagneroient partout & les garderoient à vue : là, ces gardiens leur laisseroient faire tout ce qu'ils voudroient, ils veilleroient seulement à ce qu'ils ne pussent s'échapper, attenter à leur vie, ni à celle de personne. On les laisseroit ainsi errer à leur volonté, pendant deux heures ou pendant l'intervalle d'un repas à l'autre, & on ne les feroit rentrer que pour prendre leur nourriture. On tenteroit d'abord cette promenade une fois, & ensuite deux fois dans le jour, suivant la nature de la folie, & d'après le jugement qu'en porteroit le médecin. Mais, je ne saurois assez le répéter, il ne faut se servir pour cet objet, que de personnes douées de la plus grande douceur, cependant fortes & robustes, afin de se garantir de leur malice, de leurs ruses, de leurs violences, & ne jamais employer le plus petit maltraîtementt, sans quoi on perdroit, dans un instant, tout le fruit qu'on auroit pu recueillir par les épreuves réitérées de cette pratique bienfaisante ; outre d'ailleurs, que les fous prendroient, à coup sûr, des travers contre les surveillans, & verroient difficilement ceux qui les auroient une fois maltraîtés. Je suis intimément persuadé que, ce moyen, le seul peut-être qui fût propre à ramener la raison égarée des fous, certainement les soulageroit ; & s'il ne remplissoit pas le but qu'on a lieu d'en attendre, je suis au moins assuré qu'il ne leur sera aucunement nuisible & n'aggravera pas leur état. D'ailleurs, puisqu'on a observé que le changement d'air, de climat, est si favorable aux personnes attaquées de folie, le passage de leur cachot à un clos ouvert & spacieux devra leur procurer un effet à-peu-près pareil, & peut-être encore plus sensible ; là elles pourront aller & venir, elles y trouveront la facilité de se mouvoir & de se promener tout à leur aise ; & l'agitation même qui pourroit résulter de leur folie, tiendra lieu, sans qu'elles s'en doutent, d'un exercice qui ne peut que leur être très-salutaire.

Je viens de proposer, sur un point du traitement de la folie, des idées qui paroîtront, peut-être, un paradoxe à plusieurs de mes lecteurs ; mais lorsque l'expérience vient à l'appui d'une méthode qui s'écarte des routines ordinaires ; qu'importe qu'elle soit paradoxale ou non ?

Personne n'ignore l'influence qu'a sur nous la musique ; combien elle contribue à dissiper l'ennui, à chasser les affections les plus sombres de l'ame, à adoucir les mœurs & à exciter, dans nos cœurs, des mouvemens qui se font appercevoir dans toute l'habitude du corps. *Chiron*, cet habile médecin, surnommé *le centaure*, n'employa pas d'autre moyen que la musique, pour fléchir le naturel féroce d'Achille son élève ; & la fureur de Saul s'appaisoit par les sons harmonieux de la harpe que touchoit David. Ne pourroit-on donc pas aussi l'employer, comme un moyen auxiliaire, au soulagement des fous ; d'autant mieux qu'on a quelquefois observé que, si le hazard leur faisoit entendre des chants ou le son de quelques instrumens de musique, ils causoient sur leurs sens, une telle impression qu'elle les tiroit de leur fureur, en les ramenant insensiblement à un état de calme & d'hilarité, au-dessus de toute espérance ? Quel inconvénient y auroit-il donc de procurer, de tems en tems, ce secours, au moins à ceux qui sont furieux, ou qui paroîtroient y prendre goût ? Monsieur *Balbot*, médecin à Chalons-sur-Marne, dit avoir fait revenir d'un violent accès

de

de folie, un malade que les bras de cinq à six hommes vigoureux pouvoient à peine contenir. Ce médecin savoit, par les liaisons particulières qu'il avoit eues avec ce malade pendant long-tems, qu'il aimoit à chanter & à entendre chanter; il fit venir des musiciens, qui, pendant près d'une heure, exécuterent sur le violon quelques-uns des airs qu'il aimoit; le malade prêtant toute son attention, tant que dura cette douce harmonie, marioit même sa voix au son des instrumens; une douce sérénité se peignit par degrés sur son visage, & prit la place de la fureur dont tous ses muscles étoient agités. Ce malheureux, après l'administration de ce moyen, qui, depuis huit jours, avoit été entiérement privé de l'usage de sa raison, demanda son épouse & eut avec elle, en présence du médecin, une conversation suivie sur l'état actuel de ses affaires domestiques (*). De mauvais plaisans ne manqueront pas, sans doute, de rire de ce nouveau remède à la folie, & de l'établissement soupçonné d'une salle de concert, dans un hôpital de fous. Mais, je le répete, que peuvent des plaisanteries, contre la satisfaction qui s'ensuivroit de pouvoir soustraire un homme à cette affligeante maladie, & surtout contre celle d'avoir trouvé un moyen de guérir, peut-être, celui qui a la folie d'en rire?

Le régime de vivre, chez les fous, est un point fort essentiel pour leur traîtement; la moindre erreur que l'on commette dans cette partie, devient d'une très-grande conséquence (& on doit avoir le courage d'avouer qu'il s'en commet beaucoup

___

(*) Dissertation sur le pouvoir de l'imagination des femmes enceintes.

dans les hôpitaux destinés à cette maladie); leur indocilité fréquente, à la vérité, & difficile quelquefois à surmonter, pour prendre la nourriture qu'on leur donne, & surtout aux heures désignées, ramene souvent & en peu de tems, les accidens, au moment que les malades paroissoient être mieux. Les alimens grossiers & de difficile digestion, ceux dont il ne peut résulter qu'un chyle épais & visqueux, ne leur conviennent point du tout, & augmentent, à la suite du tems, singuliérement la maladie. Les végétaux bien choisis, & un peu mieux apprétés qu'ils ne le sont communément dans ces sortes de maisons, seroient ceux qu'on devroit choisir de préférence; ces alimens sont plus propres à calmer la fougue des humeurs; ils ne sont pas aussi nourrissans que les substances animales, & peuvent, par ce moyen, prévenir l'engorgement des vaisseaux sanguins & lymphatiques dans les différens viscères du corps, & surtout dans le cerveau. Quoiqu'il soit certain que les fous, dans les premiers mois de leur maladie, & après avoir demeuré enfermés pendant quelque tems, maigrissent d'abord beaucoup, soit à raison des remèdes évacuans qu'on leur prescrit, soit même qu'on ne leur en prescrive aucun; & que cet effet soit peut-être dû à un retour de sensibilité sur leur captivité; cependant j'ai observé, qu'au bout d'un certain tems, ils prenoient de l'embonpoint; le coloris de leur teint devient meilleur, & on est étonné de leur voir un air de santé, que l'on n'auroit pas osé présumer, d'après la connoissance de leur maladie, & du régime qu'on les contraint d'observer.

Je pense que les fous ne devroient faire que trois repas dans le jour, en les distribuant même, à des intervalles assez proportionnés entr'eux, pour que la digestion d'un repas ne fut pas troublée par celui qui doit succéder. La déperdition, en général, n'est pas bien considérable chez eux ; le défaut de mouvement, & le tissu de leur peau, presque toujours sec & aride, sont des causes de la grande diminution de leur transpiration insensible ; ils ont conséquemment moins besoin d'une réparation abondante. Cependant, une diete trop sévère leur seroit nuisible ; l'expérience a prouvé que les longs jeûnes empêchoient de dormir, troubloient la raison, & avoient eux seuls causé la folie. Si on vouloit leur faire faire absolument quatre repas dans le jour ; on pourroit leur donner du fruit, à celui qu'ils prendroient entre le diner & le souper ; ils l'aiment tous avec passion & le mangent avec voracité : il semble que le desir ardent, qu'ils en ont, leur est suggeré par les effets bienfaisans que la nature a attachés à leur usage.

Quant à la boisson des fous, tout paroît indiquer, que celle du vin pur doit leur être absolument interdite, de même que celle des liqueurs spiritueuses ; & quoiqu'on ait remarqué qu'ils sont ordinairement passionnés pour l'un & pour l'autre ; il n'est pas nécessaire de s'épuiser en raisons pour faire sentir combien cet usage leur seroit nuisible, surtout à ceux qui sont furieux ; & combien celui de l'eau pure, ou de l'hydromel, seroit sans doute, le plus approprié à leur état : cependant on pourroit leur permettre un tiers de vin sur deux tiers d'eau, pour boisson ordinaire dans leurs repas, soit à cause des forces & surtout des digestives, qu'il convient de soutenir, soit aussi, pour accorder quelque chose, autant à l'habitude qu'au gout qu'ils démontrent, pour cette liqueur restaurante. Au reste c'est à la prudence du médecin qui les soigne à varier, & à déterminer ce qu'il faut permettre aux uns & défendre aux autres ; des règles générales, sur cet objet, seroient ridicules & peut-être impraticables : tant de cas différens & de circonstances diverses assujetissent, si souvent le praticien, dans cette partie de l'art de guérir, qu'il est impossible d'en statuer aucune qui puisse satisfaire à tout.

Quoique l'expérience & le raisonnement prouvent que le vin, en général, ne convienne pas aux fous ; cependant l'un & l'autre font aussi voir que son usage est très-salutaire à ceux qui, par la suite, sont tombés dans l'imbécillité ; à ceux qui sont profondément mélancoliques, ou qui ont une folie triste & languissante. Le défaut de ton dans tous les solides, & la torpeur dans laquelle croupissent les liquides de ces individus, ont besoin d'un stimulus qui reveille les uns, & donne du mouvement aux autres. Et, quoi de plus propre, pour remplir ces deux buts, que cette liqueur, tout à la fois énergique & restaurante, seule capable de porter une hilarité bienfaisante, & nécessaire dans l'ame de ces sortes de fous ?

Ce seroit, sans doute ici, le lieu de dire qu'il conviendroit que tous les hôpitaux, & mieux encore ceux destinés aux fous fussent toujours, autant qu'il seroit possible, situés hors des villes ; de manière qu'on pût se procurer & joindre au corps du bâtiment, un clos vaste & entouré de murs, dans lequel on pourroit les faire sortir & promener, comme je l'indiquerai ci-après. L'air, que respireroient les fous, dans un hôpital dont la situation & l'emplacement seroient tels, auroit plus de salubrité, & on pourroit y bâtir, avec plus de commodité, tout ce qui seroit nécessaire au service de ces malades. Il n'est pas moins efsentiel, de parler aussi de la construction vicieuse de la plupart des loges où ils sont renfermés; des soins journaliers qu'on devroit leur donner, dans ces réduits, qui font souvent reculer d'horreur, l'homme de l'humanité la plus courageuse; du besoin qu'ils ont du renouvellement de l'air, & de la propreté dans laquelle il est essentiel qu'ils soient tenus. Tous ces différens objets, font sans doute, partie du traitement de cette maladie, ils y sont tous nécessairement liés; & comme bien souvent il n'est pas possible d'en établir un autre, ni même de faire aucune espèce de bien décisif, par les méthodes ordinaires; il convient au moins d'employer celui-là, comme tenant à des secours qui, sans les tourmenter, sans même qu'ils s'en doutent, influeront beaucoup sur leur vie, s'ils ne guérissent pas absolument leur maladie.

Les constructeurs de ces sortes d'édifices, devroient prendre l'avis des médecins, pour déterminer l'emplacement des cachots où l'on renferme les fous, pour en diriger l'exposition à l'un, plutôt qu'à l'autre, des quatre points cardinaux, & pour y pratiquer de petites aisances, relatives à leur état. La salubrité de ces cases est souvent sacrifiée à des circonstances, & à des égards auxquels il est honteux d'adhérer; souvent même l'architecte, voulant briller dans son art, fait plus pour sa réputation, que pour le vrai but de ces établissemens & le bien être des malheureux qui doivent les habiter. On les relegue ordinairement, dans un coin du bâtiment, parce que communément on les considere comme des rebuts de la société, ou comme absolument perdus pour elle; cependant il est certain que, plus leur état est digne de compassion, plus on doit aussi chercher à l'adoucir; il ne leur faut pas, à la vérité, des palais ; mais il leur faut au moins une habitation bien aérée, à l'abri surtout du froid & de l'humidité, & dont il soit aisé d'écarter les mauvaises odeurs, autant que faire se pourra. Il me semble que, si les cachots qu'on leur destine, reposoient sur des arcades assez élevées, ils seroient, sans contredit, construits de la manière la plus salubre & en même tems la plus sûre, pour s'opposer à leur fuite ; & lors même qu'ils parviendroient à en percer les voutes, leur hauteur seroit toujours un obstacle, qui les empêcheroit peut-être de s'évader, par la crainte qu'ils auroient de se tuer.

Quoique la plûpart des fous vivent dans une mal-propreté affreuse, & qu'elle soit un symptôme particulier, souvent du plus mauvais augure dans cette maladie, il seroit très-avantageux de pratiquer des lieux d'aisance dans leurs loges ; & quand même elles pourroient devenir inutiles à quelques-uns, puisqu'il y en a, qui ne se servent, ou ne veulent jamais se servir des vases qu'on leur donne, pour rendre leurs excrémens ; il pourroit bien arriver, qu'en les leur indiquant, ou qu'en les contraignant d'y aller, ou peut-être aussi, que la vue seule de ces commodités, en les y déterminant, leur en feroit insensiblement contracter l'habitude pour toujours ; & d'autant plus aisément qu'il est d'expérience, qu'un objet quelconque, qui vient à frapper leurs sens, les décide souvent pour telle action, plutôt que pour telle autre. Il est honteux d'être obligé d'avouer, qu'en général on s'est trop peu occupé des hôpitaux, qui sont uniquement destinés pour les fous. C'est un crime de lése-humanité, dont je rougis pour les personnes de l'art : sans doute elles n'ont jamais eu le courage d'en faire sentir la bienfaisante nécessité ; & je veux bien croire, que le préjugé de leur incurabilité a peut-être été la cause de cette cruelle insouciance, & a beaucoup influé sur l'espèce d'abandon, auquel sont reduits ces êtres privés de la raison ; tandis que dans ces derniers tems, & dans plusieurs pays, on a heureusement pourvû au mieux-être, à la sûreté & à la salubrité des malfaiteurs & des criminels renfermés dans les prisons. A dieu ne plaise, que je prétende par-là reprocher cette préférence, aux nations, dont les soins vigilans & charitables se sont étendus sur cette classe d'infortunés ! Ils méritent sans contredit aussi, à titre d'hommes & d'hommes surtout égarés par les passions & les vices, l'attention la plus compatissante de la part des gouvernemens ; mais il sembleroit au moins, que les fous, plus à plaindre que les criminels, seroient dans le cas d'exiger aussi des attentions plus recherchées. Les loix, en jugeant ces derniers, ou leur rendent la liberté & la vie; ou s'ils sont trouvé coupables ; alors armées du glaive de la justice, elles leur ôtent l'une & l'autre, & les délivrent ainsi de tous maux : au lieu que la médecine, ne pouvant le plus souvent, donner aux insensés, ni la liberté ni la guérison, ils sont presque condamnés, pour toujours, à traîner une vie des plus malheureuses. D'après ces réflexions, ne doit-on pas être bien surpris, que ce sensible & généreux Anglois, *John Howard*, qui est entré dans tous les hôpitaux, qui a visité presque toutes les prisons de l'Europe, qui en a publié ce qu'il y a trouvé de bon & de mauvais, qui a montré des intentions si louables & communiqué des idées si justes, relativement à cet objet, dans son ouvrage intéressant, n'ait cependant rien dit sur les maisons établies pour les fous ? Ah ! ce n'est sans doute qu'un oubli de la part de cet ami tendre & bienfaisant de l'humanité; on ne peut pas , sans lui faire tort, présumer qu'un homme , dont la loyauté est si bien peinte dans son écrit, eût négligé de proposer aussi ses vues, sur les établissemens pour les fous ; certainement il s'en seroit occupé, si la mort, qui auroit encore dû respecter ses jours, n'en eût tranché le fil trop tôt.

L'électricité , qu'on a appliqué à la médecine, avec assez de succès, dans plusieurs maladies , seroit encore un moyen à employer dans le traitement de la folie ; je ne crois pas même, qu'on l'ait jamais mise en pratique chez les fous. Monsieur *Mauduit* docteur - régent de la faculté de médecine de Paris , qui a soumis beaucoup de malades à ce traitement, qui a tenu & donné des registres fort exacts de tous les résultats qu'il en a obtenus , ne cite pas une seule expérience faite sur des insensés. Il ne paroît pas non plus, que les Anglois, qui se sont servi de l'électricité, beaucoup plus heureusement que les autres nations dans différentes maladies , aient , d'après le rapport que fait Monsieur *Mauduit* de leurs ouvrages & des guérisons qu'ils ont obtenues , essayé d'électriser aucun malade atteint de folie. Ce seroit cependant une tentative à faire dans une maladie, où l'on a si peu réussi, par les moyens mis en usage jusqu'à présent. Que risqueroit-on de tenter ces expériences? on n'exposeroit pas ces malades, à un plus grand danger, que ceux à qui on administre, pour la première fois, un remède nouveau, & qui n'est encore étayé d'aucune observation. Il est cruel, j'en conviens, d'exposer un malade à un genre de reméde, qui pourroit augmenter son mal ; il semble même, que l'humanité se refuse à ces sortes d'essais ; mais, si on fait attention que la médecine n'a pû faire, & n'a effectivement fait des progrès, que, d'après de semblables expériences répétées, on ne sera plus surpris, si je propose de tenter l'électricité sur les fous. Au reste, lorsqu'on a soumis, pour la première fois, à ce remède, des malades attaqués de différens maux, on n'étoit pas assuré s'ils en seroient soulagés, si l'augmentation de ces mêmes maux s'ensuivroit, ou enfin, si ce secours ne produisant ni bien ni mal, ainsi que cela est arrivé plusieurs fois, ne seroit pas placé, quant à eux, dans le nombre des remèdes indifférens.

Outre quantité de maladies, contre lesquelles l'électricité a été employée, on l'a encore tenté sur des personnes attaquées de maux de nerfs & de convulsions ; on y a même exposé des épileptiques ; & sans doute s'il y avoit lieu de présumer, que l'électricité ne dût pas convenir dans quelques maladies, c'étoit certainement dans celles-là, d'après leur nature & les effets connus de l'électricité : cependant, il existe plusieurs observations d'épileptiques, de maux de nerfs & de convulsions, qui ont été soulagés, & même guéris par elle. Je sens que les fous sont une espèce de malades, surtout les furieux & les méchans, dont il seroit difficile de jouir, pour les soumettre au traitement électrique ; je suis d'accord, que le caractère de leur maladie apporteroit même beaucoup d'obstacles à les placer convenablement, & à les isoler ; on seroit souvent obligé d'user de force & de rigueur ; & cette manière d'agir, toute contraire à mes principes, répugne d'ailleurs à ma façon de penser ; mais, si cependant c'étoit-là le spécifique de la folie, il faudroit bien passer outre, & se départir de ma méthode. Je ne suis pas, au reste, si attaché à mes idées, que je ne sois prêt à les abandonner promptement, dès qu'on m'en propose de meilleures, surtout lorsqu'il s'agit de guérir des êtres aussi infortunés que les fous.

L'électricité a été favorable à ceux qui sont restés dans un engourdissement & dans une espèce de stupeur, à la suite des attaques d'apoplexie & de paralysie. En suivant donc la voie de l'analogie, on y soumettra d'abord les fous qui ne sont que mélancoliques, ou qui, d'après une folie aiguë & furieuse, sont tombés dans l'imbécillité & dans une sorte d'hébétude. La cause de ces différens états, qui paroît avoir son siége dans le cerveau, est peut-être la même, ou peut-être, a produit le même effet ; & alors tout indiqueroit le même remède. Qui sait, si l'électricité donnée d'abord par bains, ensuite par étincelles, & enfin par des commotions, ne causeroit pas une secousse à cet organe, capable de détruire l'obstacle qui tient la raison & les sens enchaînés ? Pourquoi ce remède, répété à des intervalles que le médecin observateur régleroit, & qu'il feroit exécuter sous ses yeux, ne rétabliroit-il pas, au bout d'un certain tems, le cours du fluide nerveux, dont la déviation entraîne peut-être celle du bon sens ? Pourquoi enfin, au lieu de soumettre les fous à l'électricité positive, ne tenteroit-on pas de les soumettre à l'électricité négative, qui, des deux, paroîtroit être la plus convenable & la plus appropriée à cet état de véhémence & d'imagination exaltée ? Sans doute, il pourroit se faire qu'en soustrayant du corps de ces malades, le feu électrique surabondant, & tâtonant ainsi, par des expériences réitérées, pour déterminer la quantité qu'il conviendroit de leur en laisser, afin de rétablir l'équilibre, on parviendroit à ramener, chez eux, les opérations de l'ame à leur juste proportion & à leur état naturel. Au reste, je ne propose ici que des conjectures ; on doit les considérer comme jetées au hasard ; il reste à les faire passer au creuset de l'expérience & de l'observation, seuls guides, d'après lesquels on puisse compter : elles sont cependant de nature à engager les physiciens, à examiner, si on doit absolument les reléguer dans le pays des chimères, ou les placer dans la classe des probabilités, afin de fixer l'opinion de la médecine, sur ce point de pratique.

Tel est, à peu près, tout le traitement, qu'à mon avis, on doive employer contre cette cruelle maladie, qu'on appelle *folie* : parmi toutes les différentes parties de ce traitement, je le répéte, le régime de vivre est surtout une des plus essentielles ; il n'est pas difficile de sentir, quel pouvoir il exerce sur l'esprit & le corps, & que, d'accord avec le peu de remèdes que je crois nécessaires à sa guérison, il sera d'autant plus aisé d'y parvenir, que la philosophie, cette sœur de la médecine, sera toujours la principale boussole du médecin, qui se chargera de donner ses soins à ceux qui en sont atteints.

J'ai déjà prouvé, par plusieurs observations, *dans ma traduction de l'Essai Météorologique de l'Abbé Toaldo, imprimée en* 1784, combien la lune avoit d'influence sur un grand nombre des maladies du corps humain ; le système de ce célèbre observateur, & dont en général, on ne paroît plus douter, étayé d'une infinité de remarques physiques & astronomiques, s'il n'est pas la vérité même, en approche du moins assez, pour servir de base & de principe à ceux qui voudront s'adonner à l'étude de la Météorologie, & en faire une application utile à la science de la médecine. Si donc, la lune influe sur les maladies qui nous attaquent ; la folie seroit-elle une de celles, sur laquelle cette planete exerceroit aussi son influence ?

Cette question, dont la résolution tient, plus qu'on ne croit, au traitement de cette maladie, mérite d'être examinée avec beaucoup d'attention, & surtout avec l'esprit dépouillé de toute prévention. Des observations faites avec beaucoup d'exactitude, & répétées particuliérement au tems précis de chacun des différens points lunaires, sont les seuls & vrais moyens, capables de résoudre ce problême médical. Depuis plus de quatre ans, je suis médecin de l'hôpital des fous : curieux de découvrir, s'ils étoient également soumis au pouvoir lunaire, je profitai, pour y parvenir, de toutes les ressources que m'offroit le rassemblement de ces malheureux, dans un semblable asile ; je tins donc, dès-lors, un journal de dix fous seulement, que j'ai assidument vû & visité sans aucune interruption, *à chaque nouvelle lune, à chaque premier quartier, à chaque pleine-lune & à chaque dernier quartier* : je m'en suis seulement tenu à ces quatre points principaux ; je n'ai pas même étendu mes recherches, jusqu'aux *apogées* & aux *périgées* de cette planete, à moins que la circonstance astronomique ne fît concourir, tout à la fois, l'un ou l'autre de ces deux points ; ou, à peu près, avec les quatre premiers qui étoient l'objet & le but principal de mes observations. Je n'ai pas cru non plus nécessaire, d'observer l'influence que pouvoit avoir la lune, aux tems de ses *équinoxes ascendant & descendant* : il m'a paru que, si je parvenois à recueillir un assez bon nombre d'observations sur les quatre points ordinaires, indiqués ci-dessus, elles deviendroient alors, des données sûres, positives & assez suffisantes pour décider la question.

Or, d'après les observations rédigées sur mon journal, il est très-certain & très-prouvé, que la folie est une maladie, sur laquelle la lune exerce une influence constante & réelle. Les *nouvelles-lunes* & les *derniers quartiers* sont, de tous les points lunaires, ceux qui influent le plus fréquemment & le plus puissamment ; &, suivant le système de Monsieur l'Abbé Toaldo, j'appelle ces points *affirmatifs* ; ceux qui ont une influence lunaire, moindre, sont désignés par le nom de *négatifs* (*). Lorsqu'avec l'un ou l'autre de ces deux points, il s'y joint encore *le périgée* ou *l'apogée* de cette planete, alors ce concours opère une influence plus marquée, plus décidée, & plus encore, lorsque c'est le périgée qui concourt avec la nouvelle-lune ou avec le dernier quartier ; & sans doute, parce qu'alors la lune se trouve plus proche de la terre, que dans toute autre position ; le concours de l'apogée n'ayant pas une action aussi sensible. Les *premiers quartiers* & les *pleines-lunes* sont les points que j'ai observé avoir une moindre influence sur le renouvellement des accès de folie ; & je puis assurer que, le plus souvent celle qu'ils éprouvoient, étoit, si je puis m'exprimer ainsi, une influence négative ; c'est-à-dire que les fous, à ces époques,

―――――――――

(*) Pour se mettre parfaitement au fait des divers points lunaires, on peut consulter les articles 2. 3. 4. 5. & 6. seconde partie de la traduction de l'Essai Météorologique de Monsieur l'Abbé Toaldo. On verra dans cet ouvrage, que les nouvelles-lunes surtout, quand elles concourent avec le perigée, ont déjà été observées, comme les points les plus affirmatifs, ou les points les plus changeans, c'est-à-dire ceux qui influent le plus.

étoient moins fous, plus tranquilles, & raisonnoient, à peu de chose près, comme s'ils n'avoient pas eu l'esprit aliéné : ces points sont donc négatifs, par rapport à ceux dont on a parlé ci-dessus.

Cependant, je dois faire remarquer que toutes les espèces de folie ne sont pas également susceptibles de l'influence des points lunaires; il y en a sur lesquelles cette influence est beaucoup plus imprimée, a plus de force & d'empire ; c'est encore une observation que j'ai vérifiée & constatée plusieurs fois. Parmi les fous, qui ont fait & font encore la matière de mon journal, plusieurs sont absolument incurables; les autres que je ne regardois point comme tels, j'ai eu la satisfaction de les guérir ; mais ce qu'il y a de singulier, c'est que ceux qui étoient encore susceptibles de guérison, comme ceux qui ont été guéris, sont précisément ceux, sur qui les deux points lunaires les plus influents, ont eu le plus d'action pendant tout le tems de leur maladie. Une jeune fille entr'autres, la même, dont j'ai parlé dans ma quatrième observation, devenue folle, parce que celui, qu'elle étoit sur le point d'épouser, se maria avec un autre, m'a fourni une observation bien suivie & bien circonstanciée de ce que je viens d'avancer. Cette fille est guérie, quoiqu'elle ait été pendant environ onze mois dans des fureurs inouies, & pour ainsi dire, au point le plus extrême de folie; & si elle en a parcouru tous les degrés, jamais folie n'a peut-être donné des marques aussi frappantes & aussi caractérisées, de l'influence des points lunaires que celle-là. De ces dix fous, il y en a qui sont furieux, seulement par périodes & sans cesser cependant d'être constamment aliénés:

quelques-uns sont tombés dans une telle imbécillité & dans une stupidité si complette, qu'ils approchent de la brute; & d'autres qui extravaguent continuellement, mais sans fureur, sans aucune malice, sans presque jamais manifester aucun dessein de nuire, & qui n'inspirent que de la pitié. Il est certain, que de ces trois catégories de fous, ceux qui sont furieux, sont beaucoup plus susceptibles de l'influence des points lunaires que les autres; peut-être aussi, cette influence est elle plus sensible chez eux, parce que la folie étant à son apogée, les fonctions du cerveau sont plus exaltées, & s'exécutent avec une rapidité si grande, qu'alors toutes les idées se confondent, se brouillent & deviennent un cahos épouvantable. Que si la folie ancienne, ou la folie incurable, n'éprouve pas une aussi grande influence de la lune, que la récente, ou que celle dont on peut guérir, c'est sans doute parce que la cause de la première, a jeté de si profondes racines qu'elle se trouve hors de la portée des secours de la médecine, & que l'effet étant plus inhérent, c'est-à-dire, le vice des organes affectés, plus invétéré, il échappe, en quelque manière, à l'impression lunaire, & ne se manifeste réellement, qu'à l'œil de l'observateur attentif, ou de celui, qui ne s'est point laissé séduire aux paresseuses & faciles illusions de la prévention contre le système: je dis *paresseuses illusions de la prévention*; car la prévention est un vrai empirisme moral, c'est à-dire, une détermination de nos actions, fondée sur la coutume & l'exemple: on fait ce qu'on a toujours fait, ou ce qu'on voit faire, cela favorise cette paresse naturelle, qui paroît être dans l'ame, ce que l'inertie est dans le corps, & on se dispense alors, d'une des choses qui coutent le plus, *de la peine de raisonner*.

Le premier quartier de la lune est, après les deux points lunaires dont je viens de parler, c'est-à-dire les nouvelles lunes & les derniers quartiers, celui qui a le plus d'influence sur les fous qui sont furieux, & sur ceux qui sont incurables : il résulte donc, que la pleine lune est des quatre points, le moins influent. J'ai encore observé une différence, entre l'influence que cette planete exerce sur les folies simplement, gaies & sur les folies simplement tristes & mélancoliques, c'est-à-dire, qui ne sont, ni l'une ni l'autre, accompagnées d'aucune malice, d'aucun acte de colère, & qui parcourent leur tems d'une marche, à-peu-près, toujours uniforme.

Au reste, toutes mes observations relatives à l'influence de la lune sur la folie, ont toujours été faites le jour précis de chaque point lunaire ; cette exactitude m'a mis à portée d'observer constamment, une majeure influence ce jour là, que dans les jours intermédiaires ; elle s'annonçoit même déjà, la veille du jour auquel tomboit le point lunaire, & se faisoit encore sentir, assez fortement, le lendemain de ce même jour. Pour mieux appercevoir encore cette différence, j'ai aussi visité mes fous, dans les jours qui s'écouloient d'un point lunaire à un autre ; & c'est en comparant ainsi les jours de la non influence, avec ceux où elle exerçoit son action, que je suis parvenu à découvrir & à m'assurer d'une différence aussi sensible.

L'hôpital des fous confiés à mes soins, m'a encore fourni l'occasion singulière, d'en observer un, qui étoit en même tems épileptique, & sur lequel la lune exerçoit aussi son influence, quant aux accès épileptiques dont il étoit assailli : la folie triste, sombre & absolument mélancolique, étoit une simple aliénation d'esprit, qui avoit même des intermitences

termitences assez longues; mais ce qu'il y avoit de plus malheureux pour cet individu, réellement digne de la plus grande compassion, c'est qu'il éprouvoit tout à la fois, quant à sa folie, l'influence des points lunaires affirmatifs; & de plus encore celle des points lunaires négatifs, quant aux attaques d'épilepsie; je veux dire, l'influence des points lunaires qui, d'après l'observation, sont ceux qui influent le moins: de manière qu'il paroissoit un être privilégié, pour subir doublement l'empire de la lune, & dont l'affreuse existence n'étoit qu'une succession continuelle d'assauts, contre la plus belle portion de son organisation. Cette observation seule & particulière ne peut pas, à la vérité, prouver beaucoup, mais cependant elle n'en est pas moins exacte & vraie en tout point; & si on pouvoit parvenir à en réunir plusieurs de la même espèce, elles formeroient une loi constante & générale, qui ajouteroit encore, à la vérité du système de l'abbé Toaldo.

La position du lieu, où j'ai fait mes observations, relativement à l'influence lunaire sur les fous, peut encore servir à la confirmer de plus en plus. Il est prouvé que cette influence est infiniment plus sensible, dans les pays voisins de la mer, que dans ceux qui en sont à une certaine distance; il faut donc qu'elle ait un degré de force bien considérable, pour se montrer, avec autant d'énergie, dans le nôtre qui en est fort éloigné. On voit dans *le tom. 2. de l'électricité du corps humain par Monsieur l'abbé Bertholon*, un journal, donné par le même auteur, d'un maniaque dont les accès périodiques s'accordoient, dit-il, avec un ordre admirable, à certains tems de la lune, & dont il résuite que ces accès affectoient principalement, les nouvelles lunes.

S'il avoit été possible de faire imprimer à la suite de cet ouvrage, le journal que j'ai tenu sur la folie (*), on verroit, par les différentes conversations, que j'ai eues avec mes fous, & par les propos variés qu'ils m'ont tenus, dans les nombreuses visites que je leur ai faites, de quelle force étoit l'influence lunaire, & combien il seroit difficile de la méconnoître, dans tout ce qui les concernoit : les incrédules ne pourroient se refuser à un effet aussi sensible ; les plaisans, qui tournent tout en ridicule, seroient contraints d'abandonner cette arme, parce que, d'ailleurs, ridiculiser n'est pas répondre ; & les gens de bonne foi conviendroient de la réalité de la chose, après l'avoir observée attentivement, fréquemment & sans aucune prévention. Et, qu'on n'aille pas s'imaginer que ce soit par une vertu secrete que s'opère cette influence ! Nous ne sommes plus, dans les siécles des qualités occultes, & où tout ce qu'on ne comprenoit pas, s'expliquoit par des vertus sympathiques, ou par celles du hazard ; c'est par un effet purement physique, dont on peut en voir la théorie, dans la traduction ci-dessus citée ; elle ne sera secrete que pour les ignorans qui

---

(*) Outre que l'impression de tout ce journal, auroit rendu l'ouvrage trop volumineux, j'ai craint que la lecture n'en devînt, sinon ennuyeuse, au moins indifférente à la plûpart des lecteurs, par les répétitions fréquentes qui doivent nécessairement s'y rencontrer ; par des propos que j'ai recueillis fidélement, capables d'offenser la délicatesse & l'honnêteté des lecteurs, & par des conversations conservées dans leur entier, qui, vû la liberté dont elles sont le plus souvent accompagnées, ne peuvent être confiées à la publicité typographique, sans blesser, à la fois, plusieurs citoyens, & sans compromettre, par-là, évidemment la probité du médecin qui soigne ces sortes de malades : circonstance qui doit être sacrée pour lui.

ne veulent pas remonter aux causes; qui ne peuvent en concevoir l'enchaînement & le rapport, ou qui se refusent à l'évidence & à la clarté de leur action. Enfin, ceux qui ne voudroient pas croire à l'influence des points lunaires, sur les fous; je les cite, & les appele en personne par-devant eux, & dans leurs cachots. Qu'ils les suivent; qu'ils les observent, pendant les phases de cette planete; & je réponds qu'ils seront pleinement convaincus ?

Ici, se présente une question délicate, qui me semble appartenir, autant à la médecine qu'à la morale, & qui cependant n'a peut-être jamais été examinée, ni par les moralistes, ni par les médecins; il est même fort douteux, que les auteurs, qui ont écrit sur la médecine medico-légale, en aient fait mention dans leurs ouvrages; ou s'ils en ont parlé, qu'ils l'aient envisagée, sous les deux points de vue, sous lesquels on doit la considérer. Je me garderai bien de l'approfondir, dans tous ses rapports; & si, durant le cours de ma pratique, l'observation peut m'avoir fourni assez de notions physiques & médicinales, pour la traiter rélativement à ce dernier point, je n'ai pas assez de connoissances philosophiques, pour la discuter rélativement au premier. Une telle question mérite cependant, la peine d'être décidée, autant pour le bonheur de l'humanité, que pour la tranquillité des familles; & comme elle intéresse, en général, toute la société; la philosophie & la médecine doivent réunir leurs efforts & leurs lumières, pour la résoudre, & pour déterminer positivement à quoi on devra s'en tenir.

Voici cette question réduite à ses termes les plus simples. *Celui qui commet un suicide, ou qui attente à sa vie, par quel moyen que ce soit, sans y réussir, est-il un fou ou non ?*

Si, par le mot fou, on entend ce que signifie ordinairement ce terme parmi les médecins, il est certain qu'un *suicidiste* (*) ne peut pas être regardé comme un fou; & qu'il ne l'est du tout point, dans le sens qu'on le donne à un homme attaqué de folie. Si, au contraire, on suppose que celui-là est également fou, qui, dans le cours de sa vie, fait des actes qui ne sont pas conformes, à la saine raison & au bon sens; alors, il y aura peu de gens, qui ne soient dans le cas d'être fermés aux petites maisons, parce que, d'après cette manière de raisonner, il faudra attacher à chacune de ces actions, l'idée & le nom de folie : alors, tout le genre humain ne seroit plus, dans ce sens, qu'une agrégation de fous ; parce qu'il est difficile, pour ne pas dire, impossible, qu'un homme n'ait pas, dans le cours de sa vie, commis quelques actions contraires au bon sens & à la raison ; ce qui, comme on voit, seroit de la plus grande absurdité.

D'ailleurs, c'est une observation assez constante, que les vrais fous attentent rarement à leur vie; les registres de mortalité des hôpitaux où ils sont détenus, en sont une preuve sans replique ; la plûpart meurent de maladies chroniques, amenées, le plus souvent, à la suite de l'état d'imbécillité, dans lequel ils sont tombés; & quelques-uns, de maladies aigues : au lieu que la plûpart de ceux qui se sont donné la mort, n'étoient que des êtres malheureux, livrés au désespoir; que l'on a faus-

---

(*) J'ai osé me servir de ce terme, que cependant je n'ai trouvé nulle part, pour désigner celui qui commet un suicide: outre qu'il est plus bref, il me paroit aussi plus expressif, & présente à l'esprit une idée plus simple. Au reste, de même qu'on dit, *chymiste*, *anatomiste*, &c: j'ai cru qu'on pouvoit aussi hasarder, *suicidiste*.

sement crû fous, & que l'on avoit, sans doute, renfermés, par manière de correction, pour cause de libertinage ou de prodigalité, & le plus souvent, par de secrets motifs d'intérêt. Au reste, ceux qui ont commis des suicides, & qui, en même tems, étoient véritablement fous, étoient aussi reconnus atteints d'une aliénation d'esprit, déjà confirmée depuis long-tems, & antécédente à leur mort. Sans doute aussi, on les avoit déjà traités pour cette maladie; & le traitement n'ayant peut-être pas répondu aux vues de guérison, on avoit été contraint de les fermer, autant, parce que ces sortes de malades sont plus aisés à être traités, dans les maisons qui leur sont destinées, que, parce que voyant une incurabilité à peu près décidée, on cherchoit à s'en débarasser, en les séquestrant de la société. Les loix d'ailleurs sont parfaitement d'accord, sur ce point, avec la médecine : l'homme que celle-ci a déclaré être fou, n'est point regardé par celles-là, comme infâme, quoiqu'il se soit tué lui-même ou qu'il ait voulu se tuer; son cadavre n'est point sujet à la condamnation deshonorante, à laquelle le sont les cadavres des vrais suicidistes; on ne les prive point de la sépulture, & leurs biens ne subissent point de confiscation; on ne punit que celui qui se tue de sang-froid, avec un usage entier de sa raison, par la crainte d'un supplice quelconque, ou pour éviter le deshoneur attaché à quelque crime, souvent, à quelque fausse démarche. On a donc toujours présumé, que le suicide n'avoit point été commis, comme s'il eût été causé par la folie; puisque les loix le flétrissent de toute leur sévérité, ce qu'elles ne font point aux fous qui se donnent la mort.

Au reste, combien n'a-t-on pas vû de suicidistes

qui, ayant voulu attenter à leur vie, sans cependant être fous, n'ont pû venir à bout de leur dessein, ni consommer leur action ; tantôt parce qu'ils en ont été empêchés par quelques causes imprévues, & tantôt parce que la douleur occasionnée par les agens, mis d'abord en usage, les a retenus & détournés, par-là, de se donner la mort; ce qui est une des plus fortes preuves, que leur raison n'étoit point aliénée, ni leur bon sens égaré ? D'ailleurs, comment pourroit-on accorder cette prétendue aliénation d'esprit, avec les combinaisons, le plus souvent, préméditées, que font la plûpart de ceux qui ont dessein de commettre un suicide ? On les voit charger un pistolet, ou un fusil, avec la même tranquillité que s'ils vouloient aller à la chasse, ou entreprendre un voyage de long cours ; souvent aussi la manière, avec laquelle ils cherchent à se donner la mort, exige des précautions, qui supposent beaucoup d'intelligence & de finesse; & presque tous usent de ruses & de supercheries, pour se soustraire à l'importunité de leurs amis, ou de leurs proches, afin de pouvoir consommer leur triste ouvrage, tout à leur aise. Veulent-ils terminer leur vie en se noyant ; ils s'échappent de la société, ils s'écartent des habitations ; &, pour ne pas manquer leur coup, ils cherchent les rivières qui ont le plus de profondeur, ou celles dont le cours est le plus rapide ? Employent-ils des cordons, ou quelques autres moyens propres à s'étrangler ? Quelle adresse ne leur voit-on pas mettre, dans la manière de les arranger ? & quelles ressources, souvent très-ingénieuses, n'imaginent-ils pas, pour se défaire de ce prétendu fardeau de la vie, après la prolongation de laquelle tous les hommes, en général, soupirent avec ardeur ? Et, remarquez, je vous prie, que, par quelle voie que ce soit, qu'ils sortent de ce monde ? toujours, ils dirigent leurs coups sur les parties, effectivement les plus essentielles à la vie, c'est-à-dire, la tête ou la poitrine. Ce sont, presque toujours, les moyens les plus prompts & les plus décisifs, dont ils se servent : est-ce un instrument tranchant ? ils choisissent celui qui fera la plus large, ou la plus profonde blessure, & souvent celui, qui peut remplir les deux objets à la fois ; & si c'est un poison, ce sera le plus actif : enfin toutes leurs manœuvres, toutes leurs vues, bien-loin de déceler la folie, démontrent au contraire, une suite d'idées réfléchies, compassées, & si bien liées ensemble, qu'elles annoncent un jugement très-sain & un raisonnement si juste, que rarement, pour ne pas dire, jamais, on ne voit chez les fous ; & que presque toujours ils parviennent à leur but, c'est-à-dire, au suicide. Ainsi donc, d'après tout ce qu'on vient d'exposer, on doit conclure que le suicidiste n'est pas un fou : il ne peut être regardé que comme un lâche & un vicieux ; car la lâcheté est un vice de l'ame. Il commet donc cette action, parce qu'un chagrin, un déplaisir, ou une douleur, lui font trouver la vie insupportable : mais tous ces maux-là ne sont pas durables comme la mort. Le principe du suicide ne part que d'un faux raisonnement, celui d'imaginer, que vivre est un plus grand malheur que mourir. Ç'a donc été, jusqu'à présent, un préjugé & une opinion bien fausse, de croire un héros, celui qui savoit se donner la mort : & il s'en faut de beaucoup, qu'on dût regarder Caton comme tel, qui, n'ayant pas eu le courage de supporter la perte de sa patrie, préfera la fausse gloire de se délivrer de la vie, tandis qu'il en auroit acquife une bien plus vraie, plus folide & plus brillante, en ranimant tous fes efforts pour la fauver. D'ailleurs, c'eſt un calcul très-facile à faire, que de décider, fi celui, qui fouffre avec fermeté un mal phyſique ou moral, pendant un long tems donné, n'a pas plus de grandeur & de courage dans l'ame, que celui qui fuccombe facilement à ces maux, ou qui ne fait les fupporter que pendant un efpace de tems plus court.

Qu'on ne donne donc plus, le nom de courageux à celui qui commet un fuicide, tandis qu'il ne mérite que celui de lâche: je ne connois rien, dans le monde, au-deſſous de lui ? Qu'on ceſſe donc, d'attribuer à une élévation d'ame & à une force d'efprit, ce qui n'en eſt qu'une dégradation & une foibleſſe outrée ? Par conféquent, toutes les fois qu'un homme attentera à fa vie, par quels moyens que ce foit, fans avoir donné précédemment quelques fignes de folie, ou fans être atteint d'une fièvre ardente, qui puiſſe occafionner un tranfport fubit au cerveau; cet homme, dis-je, n'eſt point un fou, mais un vrai fuicidifte, dans toute l'étendue du terme; il a, dès-lors, plus de droit à notre compaſſion qu'à notre eſtime, parce qu'outre le vol qu'il fait au genre humain, en fe privant d'un bien qui n'eſt pas à lui, & qui appartient tout entier à la fociété, il outrage encore la divinité, en manquant abfolument de confiance aux foins continuels qu'elle prend, pour nous conduire au but moral qui nous eſt deſtiné. Laiſſons donc aux loix, le foin d'exercer une rigueur philofophique, pour empêcher la propagation de cette efpèce de délire épidemique, qui, dans ce fiècle-ci s'eſt malheureufement emparé de beaucoup de têtes; & à la médecine, celui de chercher un moyen de pa-
rer

ter à la folie, lorsqu'elle pourra la prévoir ; à la soulager ou à la déraciner totalement, si elle est assez heureuse pour découvrir des secours efficaces, jusqu'à présent, encore très-peu connus ?

Je termine ici, ce que mes réflexions aidées d'une observation suivie, ont pû me fournir sur ce qui regarde cette maladie si fâcheuse, pour le genre humain, qu'on appele *folie*. C'est au résultat des unes & des autres, que j'ai crû devoir donner le nom de *philosophie de la folie* ; parce que, de tous les maux qui nous affligent, celui-là est peut-être un de ceux, qui exigent le plus petit nombre des remèdes de la pharmacie. On réussit infiniment mieux & plus sûrement, auprès des malades qui en sont atteints, par la patience, par beaucoup de douceur, par une prudence éclairée, par de petits soins, par des égards, par de bonnes raisons & par des propos consolans qu'on essaye de leur tenir, dans les intervalles lucides dont ils jouissent quelquefois. C'est la réunion de tous ces moyens, que j'entends par *philosophie* ; c'est d'eux, plutôt que de tout ce fatras de drogues, dont en général on surcharge les malades, que dépendent les succès qu'on obtient ; & je soutiens que les secours moraux devroient, peut-être, être les seuls qu'on dût employer. Car, il faut l'avouer avec franchise, & je fais ici ma profession de foi en médecine : croit-on que ce soit les remèdes &, leur multiplicité, qui, le plus souvent & toujours guérissent nos maux ? Non, je le répéte, c'est à la nature que nous devons la guérison de la plus grande partie des maladies ; *natura morborum curatrix* ; le médecin y a une très-petite part, *medicus autem naturæ minister* ; & les médicamens presque point

Il faut les apprécier à leur juste valeur, & ne pas leur donner une confiance plus étendue qu'ils ne la méritent. Rien ne décele autant l'ignorance de l'artiste, que cette quantité & cette complication de drogues qu'il accumule dans ses ordonnances ; c'est une preuve qu'il ne sait à laquelle il doit avoir le plus de foi ; il donne à penser qu'il ne connoit pas la maladie, moins encore les ressources de cette bienfaisante nature ; & son incertitude dangereuse lui vaut alors un ridicule qu'il a justement mérité. Il ne faut ni trop attendre de la médecine, ni trop s'en défier. S'il y a peu de maladies qu'elle connoisse à fond, s'il en est plusieurs pour lesquelles elle ne connoisse pas de remèdes assurés ; il est cependant certain, qu'il en est beaucoup d'autres qu'elle traite, d'après des principes solides, & dont la guérison est presque infaillible ; du moins, l'expérience a découvert des choses nuisibles, dont la privation peut soulager lorsqu'elle ne peut guérir ; & le médecin, qui ne sauroit indiquer que ces palliatifs, seroit déjà un conseiller très-utile, en ce qu'il donne souvent à la nature, le tems de recouvrer ses forces & de combattre le mal avec plus de vigueur. Le ridicule dont on a souvent cherché à couvrir cet état, est des plus injustes ; il en est peu, de plus respectable & de plus utile, lorsqu'il est exercé avec noblesse ; mais il s'avilit, lorsqu'il se fait un jeu de la crédulité humaine, & devient des plus méprisables, lorsque, par légéreté, avarice, présomption ou ignorance, il change de petits maux en grands, & de légères indispositions en maladies mortelles. Il est permis à un médecin d'avouer sa défiance, & même de ne pas guérir ; mais celui, qui, pour l'intérêt de sa réputation, hasarde une vie, est un assassin. Qu'on ne pense cependant pas, que je veuille prétendre par-là, que le médecin & sa science soient donc tout-à-fait inutiles ! Je ne dirai point, comme J. J. Rousseau, *que la médecine vienne donc sans le médecin ?* Je prétends au contraire, que le médecin vienne avec la médecine ; mais, avec cette médecine dépouillée de son galimathias, de son charlatanisme & surtout de cet appareil de drogues & de formules, dont elle est le plus souvent hérissée : je veux qu'il vienne, avec cet esprit observateur qui épie la marche de la nature, afin de la favoriser, d'aider ses pas, lorsqu'elle est sur la bonne route, & de l'en détourner, lorsqu'elle en prend une mauvaise : je veux que le médecin vienne, avec cette lenteur éclairée & réfléchie, qui l'empêchera d'ordonner d'abord, à la première vue du malade, quelques médicamens actifs & incendiaires; bien souvent, avant que le caractère de la maladie soit seulement développé ; & surtout de donner, tête baissée, dans les remèdes nouveaux, dont tout le mérite consiste à être affiché dans les papiers publics, & l'efficacité à valoir de l'argent à leurs proneurs, & aux fourbes qui s'en disent les inventeurs : je veux enfin, que le médecin vienne avec cette philosophie douce & consolante, qui semble faire quelque chose sans agir, & qui, sans vouloir d'abord considérer la maladie comme un ennemi, s'attache au contraire à la caresser, pour ainsi dire, comme un ami, & à s'assurer, si les forces vitales qui constituent précisément, ce qu'on nomme, *la nature*, sont seules suffisantes avec quelques legers secours, pour détruire les causes qui paroissent vouloir éteindre le principe de la vie.

C'est particuliérement, dans la plûpart des maladies aigues où le medecin doit peu agir : livrées à elles-mêmes, elles guériffent prefque toutes, par la diète, par quelques boiffons, par l'expectation judicieufe, & furtout par les efforts de la nature. Donnez, dans ces cas-là, beaucoup de remèdes? vous êtes affuré d'intervertir fon opération, de tout brouiller, & de finir par juguler le malheureux individu, foumis à votre defpotifme médical. Il n'en eft pas, tout-à-fait, de même, dans les maladies chroniques, furtout dans celles qui font fufceptibles de guérifon ; elles ont une marche, quoique moins faillante, pareille à celle des maladies aigues ; durant leur cours, on en obferve les commencemens, les progrès & les déclinaifons. Un jour affez heureux viendra peut-être, où l'on connoîtra l'ordre & les révolutions de ces maladies, comme on connoit celles des aigues : celles-là ont réellement befoin des fecours de l'art, & d'un médecin, tout à la fois, éclairé & qui ait de l'expérience : quelques remèdes fimples, de l'exercice, une règle exacte dans le régime de vivre, de la conftance, de la part du malade, à le fuivre ; & de celle du médecin à le faire obferver, font tout ce qu'il leur faut ; & dans les chroniques incurables, fouvenez-vous de n'ordonner que peu ou point de remèdes ? foyez plus confolateur que médecin ; & que vos confolations foient furtout données, avec cette probité & cet honneur, qui ne font pas, dans bien des occafions, les moindres qualités d'un médecin ? C'eft-là tout ce qu'on peut oppofer à ces cruelles affections, & mettre en ufage, auprès de ceux qui en font attaqués. D'après un pareil aveu, on ne manquera pas de m'appeller un faux-frère, à cause du scepticisme avec lequel je traite la médecine. Toute la pharmacie & les médicastres éleveront leurs clameurs contre moi ; mais, que m'importent leurs cris, lorsque celui de ma conscience rétentit encore, plus haut que ceux qu'ils pourroient faire entendre ? J'ose le prédire, il arrivera un tems, peut-être pas trop éloigné, où l'art de la pharmacie, & celui d'écrire des ordonnances, deviendront des arts inutiles. Une bouteille d'Alcohol, ou de la solution d'Opium, sera substituée à la quantité énorme de drogues des apoticaireries. La médecine la plus simple est celle que j'ai adoptée ; je l'ai puisée dans Hippocrate & dans les plus célèbres praticiens : elle m'a toujours paru la meilleure, & m'a heureusement toujours mieux réussi. Ce paradoxe m'exposera peut-être, je le répète, au ridicule & au ressentiment des gens de l'art ; *parce que*, comme dit Helvetius, *toute idée trop étrangère à notre manière de voir & de sentir, nous semble toujours ridicule. Nous n'estimons jamais que les idées analogues aux notres, parce que nous sommes, dans la nécessité, de n'estimer que nous dans les autres.*

Si je regarde l'abus des drogues & leur multiplicité, comme inutile & même dangereux pour la guérison des maladies du genre humain, je ne prétends pas, pour cela, que le médecin néglige de s'instruire de toutes les autres connoissances, qui peuvent avoir rapport à la médecine pratique. Parmi ces différentes connoissances, l'anatomie est, sans contredit, une de celles qui doit y tenir le premier rang ; c'est une science essentielle à acquérir, quoique, à la vérité, difficile & dégoutante. Son étude us met, sans cesse, sous les yeux, les

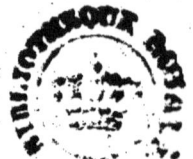

débris de la mort, & on cherche, dans des restes à moitié corrompus, les causes de la vie, & les remèdes aux accidens qui la menacent : on ne mesure pas la patience & le courage, dont on a besoin pour se livrer à l'anatomie, ni combien on est redevable à ceux, qui s'y sont particuliérement appliqués ; qui, en cherchant les plus petits replis de notre organisation, y ont fait des découvertes qui annoncent autant la beauté de l'ouvrage, que la sagesse & la profondeur de l'ouvrier. Il est certain, que celui, qui possédera le mieux la connoissance de la structure humaine, sera aussi celui qui sera le plus apte à en guérir les infirmités ; parce qu'il est démontré, que celui-là est le plus capable de racommoder une machine détraquée, qui en connoit, parfaitement bien, toutes les connexions & tous les ressorts. Ainsi donc, voulez-vous avoir des praticiens éclairés en médecine, & qui ne se méprennent pas dans la connoissance des maladies, ni dans le siége qu'elles occupent ? faites qu'ils soient bien instruits en physiologie ; qu'avec cette connoissance ils aillent dans un hôpital observer attentivement ce qui arrive aux malades ; & que, de l'hôpital ils passent à un amphithéâtre anatomique, pour fouiller dans les cadavres, les causes de la mort, & leurs effets sur l'économie animale ? Qu'ils comparent ensuite leurs observations pathologiques, avec celles que leur auront fourni les dissections ; & ils appliqueront alors, avec assurance, des remèdes efficaces, dont toute la science suffit & peut consister dans la connoissance de quelques plantes & de leurs vertus ? Car, que de compositions vieilles & inutiles renferment les boutiques des apoticaires, qui moisissent dans leurs pots, & dont il seroit peut-être dangereux d'éprouver l'ancienneté ! D'après ces principes incontestables ; dans les milliers de maux qui nous assaillent journellement, quelle confiance pourra-t-on donc avoir, pour leur guérison, en ces brigands dont regorge aujourd'hui la médecine ; qui, ne se doutant pas même de l'importance de l'anatomie, ne savent pas seulement comment est construit le bout de leur nez ? gens la plûpart sans aveu ; imposteurs d'autant plus à craindre, que les loix, malgré leur vigueur, ne peuvent les atteindre pour en débarasser la société, & que l'ignominie ne peut les humilier. Ah ! elles sévissent, à juste titre, contre les assassins particuliers qui attendent les passans sur les grands chemins ; elles auroient bien tort, si elles se taisoient contre ces assassins publics, cent fois plus dangereux encore ; & qui, après avoir profité de la crédulité publique, finissent par faire tomber, sous leurs coups meurtriers, une foule de dupes, victimes malheureuses de leur ignorance & de leurs fourberies.

Je sais qu'on ne cesse de reprocher à la médecine, la pratique très-mal assurée des jeunes médecins ; mais, quoique ce reproche paroisse, en quelque manière, assez fondé, il est cependant fort injuste. Il n'y a point de profession, de qui la société exige davantage ; mais trop souvent, elle se relâche, à l'égard de ceux qui se mêlent de l'exercer, des prétentions qui seroient le mieux méritées. Souvent, elle apprécie mal les sacrifices & les travaux, que l'étude & l'exercice de la médecine nécessitent, les soins & les services qu'elle rend. Une bonne renommée est, sans doute, un bien estimable ; mais, qu'est-ce qu'un bien, que chaque méchant peut nous ravir ? Je regarde son suffrage comme une injure ; il n'y a que celui des ames honnêtes, qui doive nous flatter ; & celles-là ne sont ni promptes à le donner, ni promptes à le reprendre. Ce que l'on dira, ou ce que l'on pensera de vous, n'ajoute ni n'ôte à votre mérite intrinsèque : blâmé ou loué, vous êtes également le même homme. Si votre mérite est tel qu'il doit être, la détraction ne peut l'abattre, l'éloge ne peut l'énorgueillir. Qu'un artiste, de quelle profession qu'il soit, gâte son ouvrage, plusieurs fois, avant de réussir à en faire un bon ; on le lui pardonne, parce que les débris en sont, ou de peu de valeur, ou peuvent encore servir à quelque usage : si c'est un peintre ou un statuaire, il n'y aura que des couleurs, des toiles ou du marbre de perdus ; mais, en médecine, on est inexorable, parce que c'est l'homme qui est le sujet sur lequel l'art s'exerce ; que les plus petites fautes entraînent du danger avec elles ; & que, si elles causent la perte d'un individu qui auroit pû guérir, cette perte devient irréparable. Si quelque chose peut dédommager la médecine, de cet opprobre, tout à la fois, inique & cruel ; c'est que, malgré cette fatalité attachée à son exercice, de grands hommes en médecine se sont cependant élevés au plus haut degré de célébrité. D'ailleurs un médecin, qui apporte, dans son état, un bon esprit & le désir de le remplir sans reproche, sera toujours un médecin, dont le public devra être suffisamment satisfait : il aura répandu le bonheur, parce qu'il aura été utile ; il en aura joui, parce qu'il étoit sensible : supérieur au commun des hommes, par l'étendue de l'esprit & des connoissances, il faut

qu'il

qu'il le foit auffi, par les qualités du cœur, c'eft-à-dire, qu'il ait la probité & l'habileté ; le vrai favoir même, lorfqu'il eft féparé de la probité, n'eft qu'un titre de plus à la haine, parce qu'il augmente le pouvoir de nuire, & qu'il peut être également le partage de l'ame la plus vile; *medicus eft vir probus, medendi peritus* : & cette probité, qualité fi aifée dans la plûpart des professions, l'eft infiniment moins dans celles qui font publiques & importantes comme la médecine ; elle doit être au point de fe refufer, même les douceurs du fommeil, s'il pouvoit en réfulter du dommage pour qui que ce fût.

Telles font les réflexions où la folie m'a entraîné, & je ferois bien heureux d'être atteint de celle, dont je viens de tracer les caractères. Toutes mes vues, du moins, & tous mes efforts tendent à ce but, parce que chacun aime à être fou à fa guife. J'ai appelé, en écrivant, toute ma raifon à mon fecours ; j'ai pris tous les renfeignemens poffibles, fur le fujet que j'ai traité ; & l'obfervation a été mon guide principal. Je ne me fuis pas contenté des méditations & des recherches que j'ai faites, j'ai encore confulté des amis, & j'ai éprouvé combien il eft doux d'en avoir de vrais, dans toutes les occafions de la vie : trop heureux encore, fi j'avois dit tout ce qu'il faut ; fi je n'avois dit que ce qu'il faut ; & fi je l'avois dit, comme il faut ! Dans une condition riche, l'efprit indépendant de tout foin & de toute fervitude, développe fes fecrets & fes refforts ; il n'eft point arrêté, dans fa marche, par des confidérations humaines, par des projets ambitieux, par l'amour du falaire : & bien, quoique dans une condition médiocre, j'ai crû devoir dire la vérité, parce que je la pensois : & comme je lui rendrai toujours un hommage fidèle & sincère ; si je me suis trompé, si j'ai pris ses apparences, pour la réalité même, je serai toujours aussi courageux à reconnoître & à avouer mon erreur, que je l'aurai été à en soutenir l'opposé & à le publier.

FIN.

J'ai lû un manuscrit, qui a pour titre, LA PHILOSOPHIE DE LA FOLIE ; & je n'y ai rien trouvé qui puisse en empêcher l'impression. Ce 13 Juillet 1791.

J. DUCRET, *Censeur Royal.*

Vû. Est permise l'impression.
Chambery, ce 16 Juillet 1791.

Le Chev'. D'ALEXANDRY,
pour la grande Chancellerie.